『ピルビス』〈Pelvis〉

骨盤のこと。体の腰部にある、
すり鉢状の骨格。
頭蓋骨から腰椎までを支え、
子宮や卵巣などの臓器を擁している。

ばすだけ！

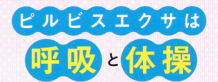

ピルビスエクサは
呼吸と体操

1日5分
骨盤呼吸

おすすめは
寝る前。

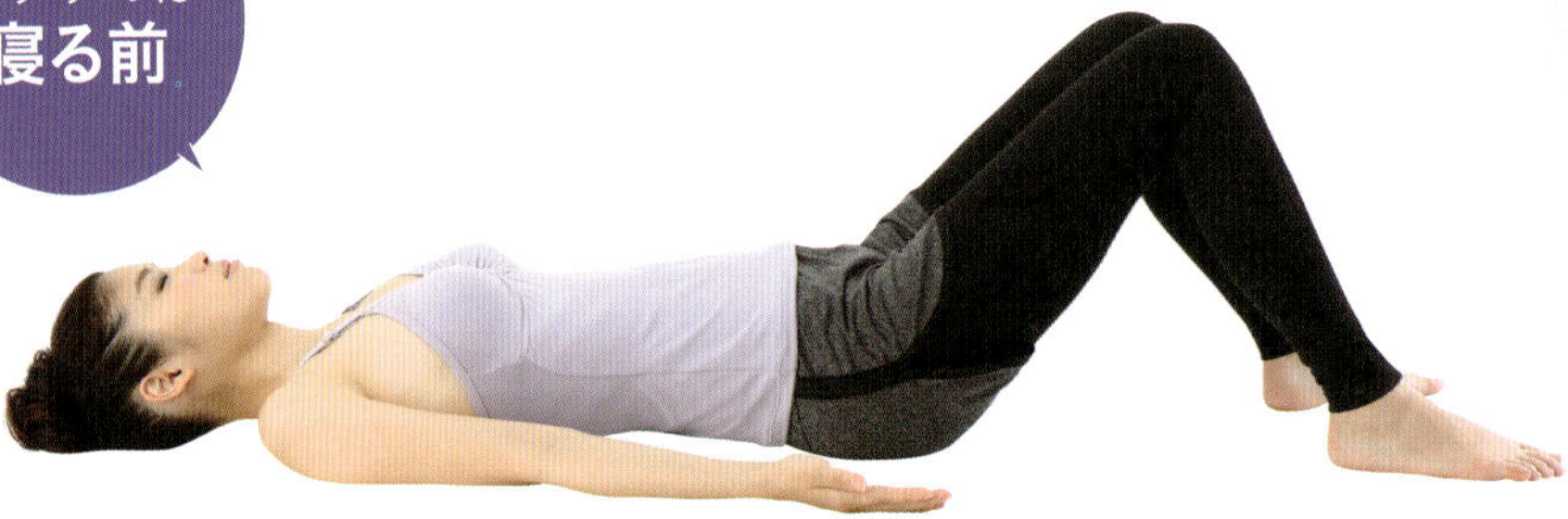

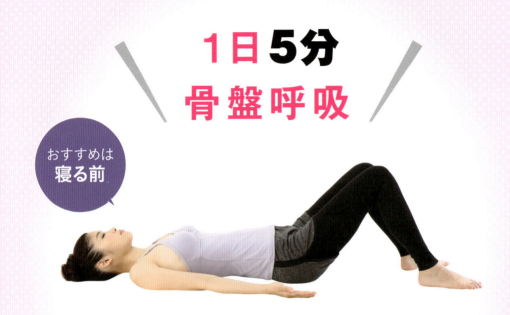

深い腹式呼吸で骨盤調整

息を大きく吸って吐く、深い腹式呼吸により、
こり固まった骨盤を開閉し、なめらかに動くよう調整。
日常のゆがみをリセットします。

クサの流れ

骨盤呼吸

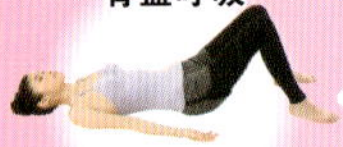

P.42

←

骨盤の状態を
チェック

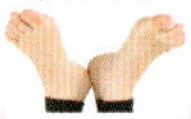

P.40

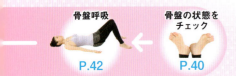

マットに寝転んで伸

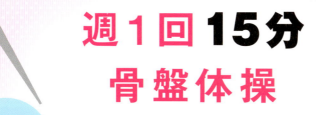

週1回15分
骨盤体操

おすすめは
朝

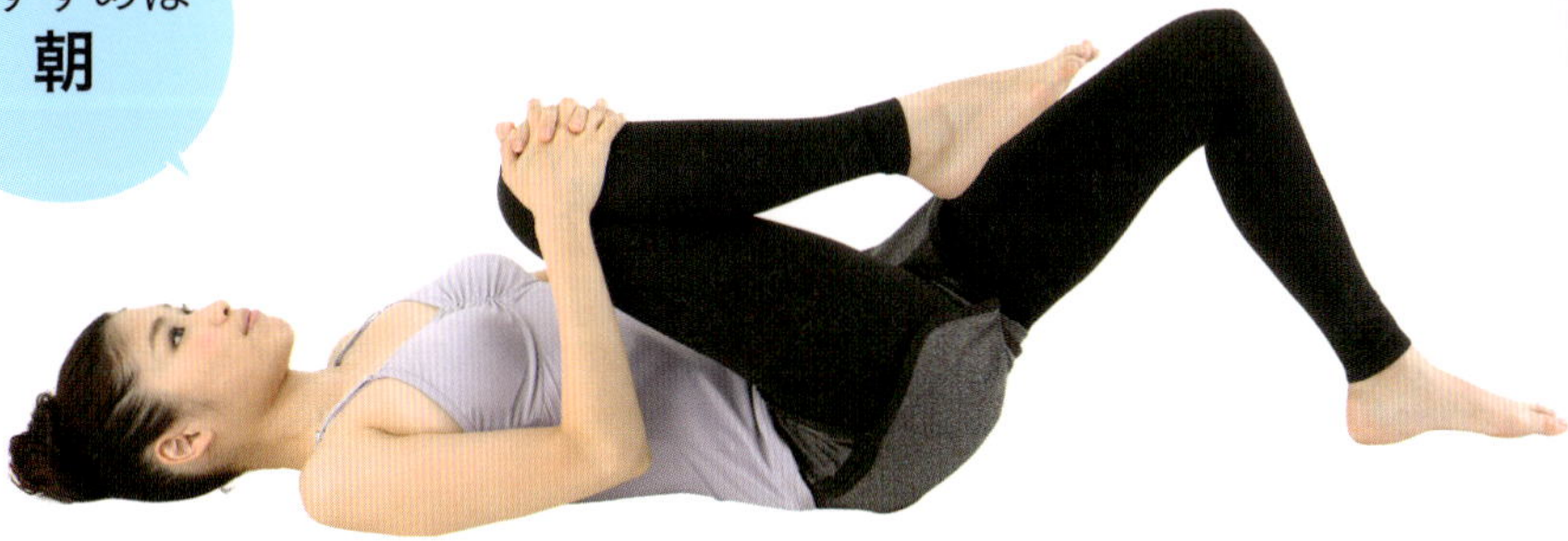

骨盤の上下・前後運動で矯正

骨盤呼吸に加えて、骨盤を上下・前後に動かし、
本来あるべき正しい位置に矯正。
お腹や太ももが引き締まり、メリハリのある体形へ。
※毎日でもＯＫ！　やればやるだけ効果は上がります。

ピルビスエ

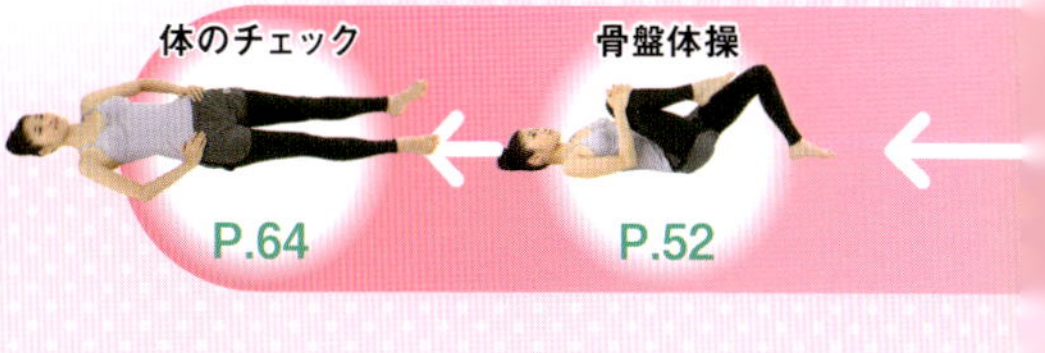

ピルビスエクサ

3つの特徴

01 ダイエットにありがちな食事制限は一切なし！

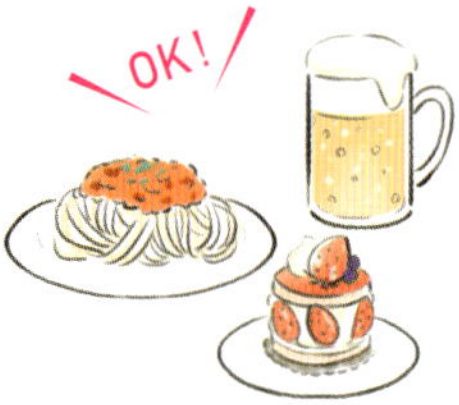

ダイエット中でも、食事や飲酒の制限は、一切ありません。好きなものを食べて飲んで OK。
手軽なピルビスエクサのみで、骨盤まわりからグングンやせていきます。

02 体重はほぼ変わりませんが、体型は激変します

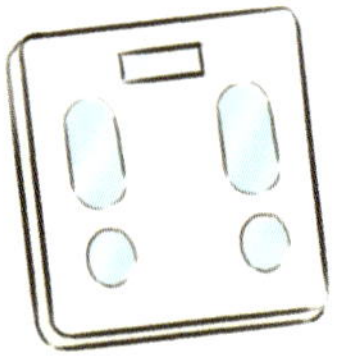

脂肪より重い筋肉がほどよくつくので、体重はほぼ変わりません。
しかし、胸は減らずに引き上がり、顔やお腹、腰、太ももは、見た目にわかるほど引き締まります。

03 汗をかかないので着替えやシャワーの手間要らず

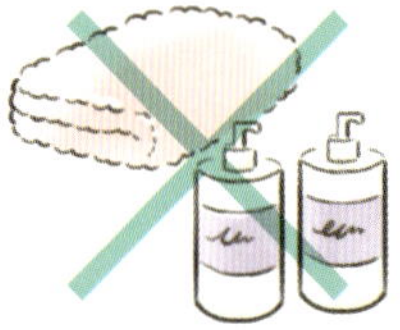

ジムやヨガなどの普通の運動とは違い、ピルビスエクサは汗を一切かきません。
着替えやシャワー、化粧直しなどの手間が省けるので、取り入れやすさも抜群です。

ピルビスエクサ 3つの効果

01 メリハリのある理想体型になれる

骨盤矯正すると、体のゆがみや姿勢も改善。ホルモンバランスも整うので、女性なら出るところは出て、引っ込むところは引っ込んだ、メリハリのある体型になれます。

02 気になる体の不調が消えていく

肩こり、腰痛、偏頭痛、生理痛、生理不順、冷え、むくみ、便秘、肌荒れ、不眠など、骨盤のゆがみが原因で起こる、さまざまな体の不調がみるみるうちに解消します。

03 心が穏やかになり安定する

ピルビスエクサは、深い呼吸をくり返すので、リラックスできる副交感神経が優位になり、イライラや焦りが消え、心が穏やかになって安定します。人間関係も良好に。

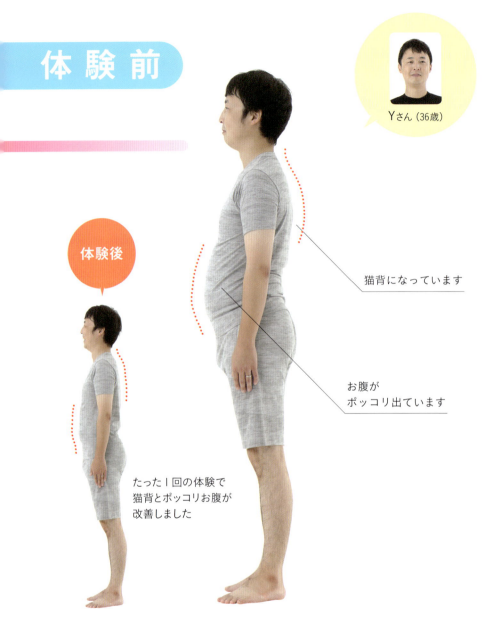

体験前

Yさん（36歳）

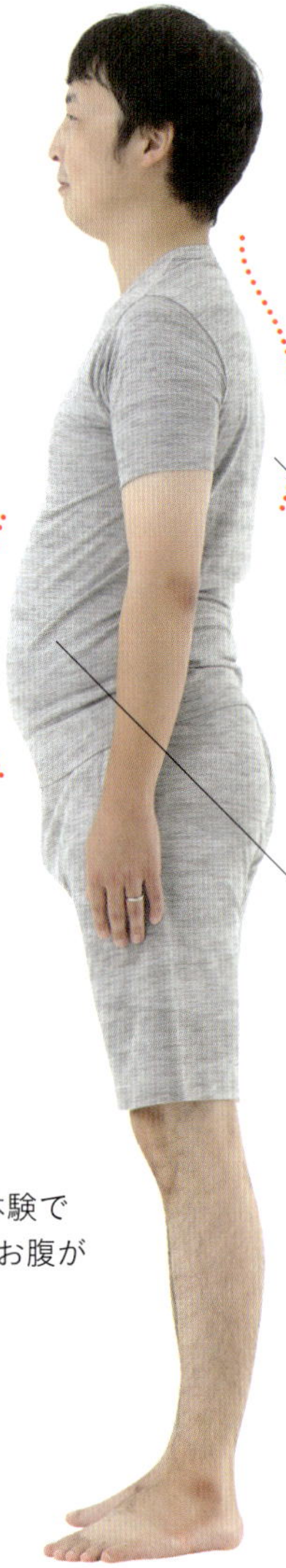

猫背になっています

お腹が
ポッコリ出ています

体験後

たった1回の体験で
猫背とポッコリお腹が
改善しました

2週間やったのは 毎日夕食前に骨盤呼吸と骨盤体操

悩んでいたのは ポッコリお腹、足の冷え、腰痛、肩こり

2週間後

心スッキリ、体くっきり

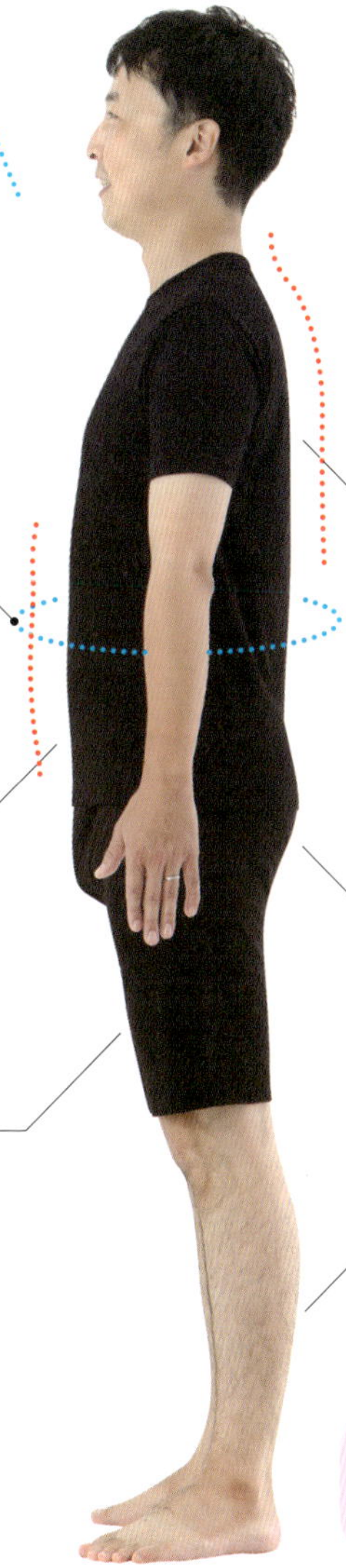

ウエスト
93cm ▶ 89.5cm
-3.5cm

猫背が直り、姿勢がよくなりました

下腹
97cm ▶ 96cm
-1cm

ヒップ
97cm ▶ 96cm
-1cm

太もも
60.5cm ▶ 57.5cm
-3cm

ふくらはぎ
37.5cm ▶ 36cm
-1.5cm

体重
70.7kg ▶ 69.1kg
-1.6kg

＼やったー！／

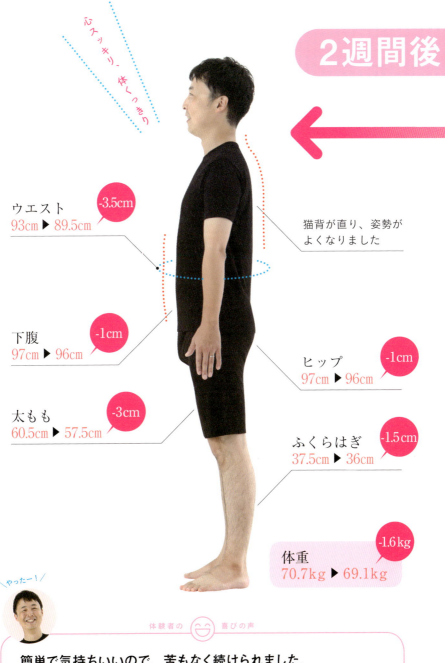

体験者の 喜びの声

簡単で気持ちいいので、苦もなく続けられました。
お腹がへこんで、顔もスッキリ。体の不調も改善し、健康です。

体験前

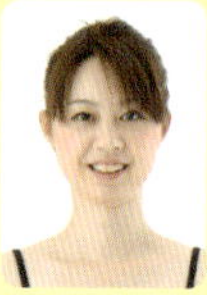

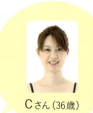

Cさん（36歳）

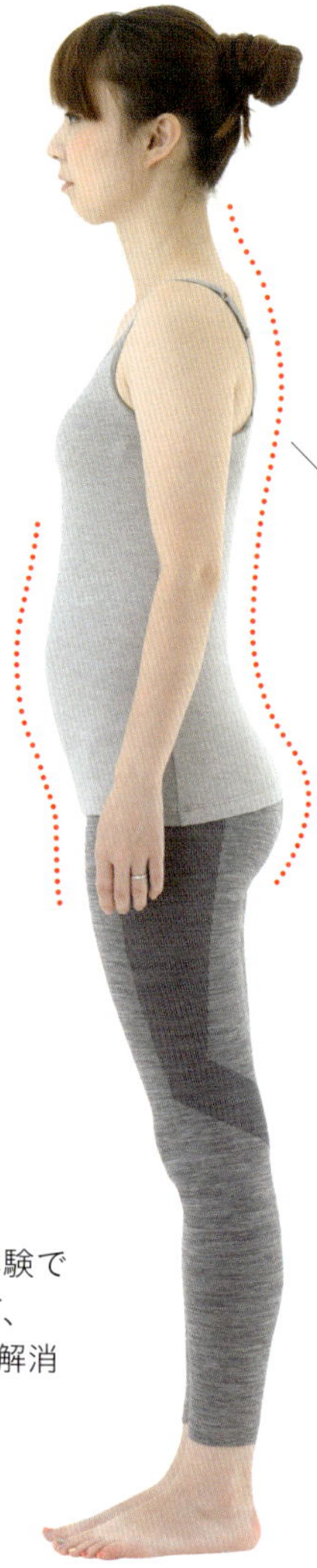

猫背になりお腹が
突き出てしまっています

体験後

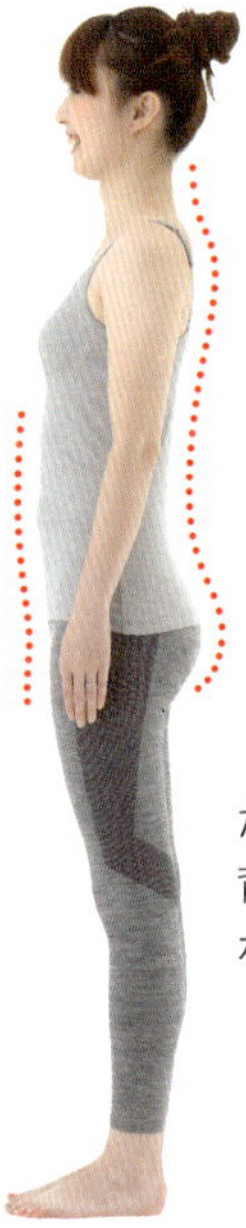

たった1回の体験で
背すじが伸びて、
ポッコリお腹が解消

2週間やったのは 毎日夕食前に骨盤呼吸と骨盤体操

悩んでいたのは ポッコリお腹、O脚、肩こり、やせない

2週間後

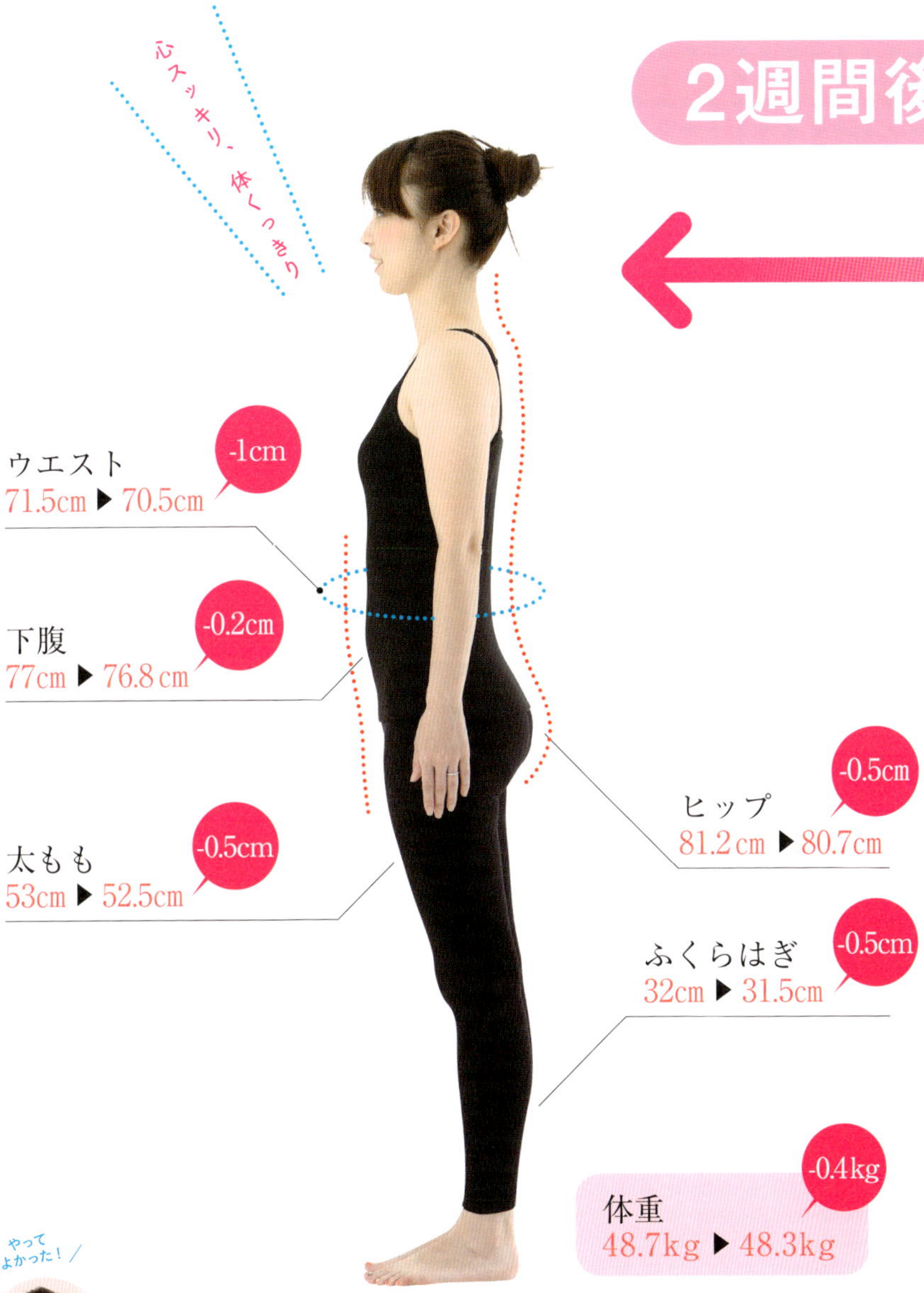
心スッキリ、体くっきり
ウエスト
71.5cm ▶ 70.5cm
-1cm
下腹
77cm ▶ 76.8cm
-0.2cm
太もも
53cm ▶ 52.5cm
-0.5cm
ヒップ
81.2cm ▶ 80.7cm
-0.5cm
ふくらはぎ
32cm ▶ 31.5cm
-0.5cm
体重
48.7kg ▶ 48.3kg
-0.4kg

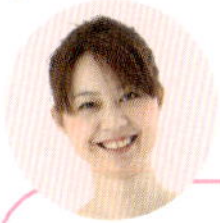
やって
よかった！

体験者の 喜びの声

お腹が引っ込んで、お尻は引き上がり、足も細くなりました。
O脚も少し改善。ひどい肩こりがなくなりました。

2週間後　体験前

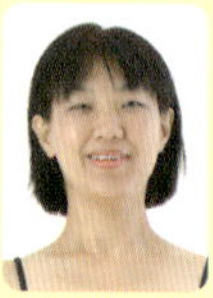

Hさん（48歳）

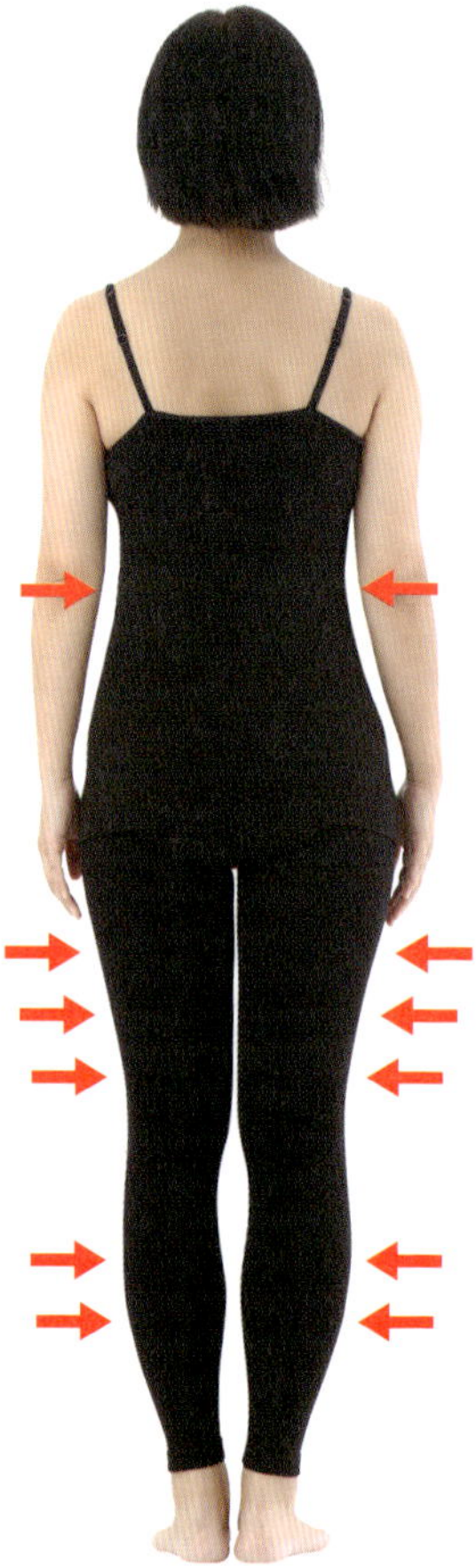

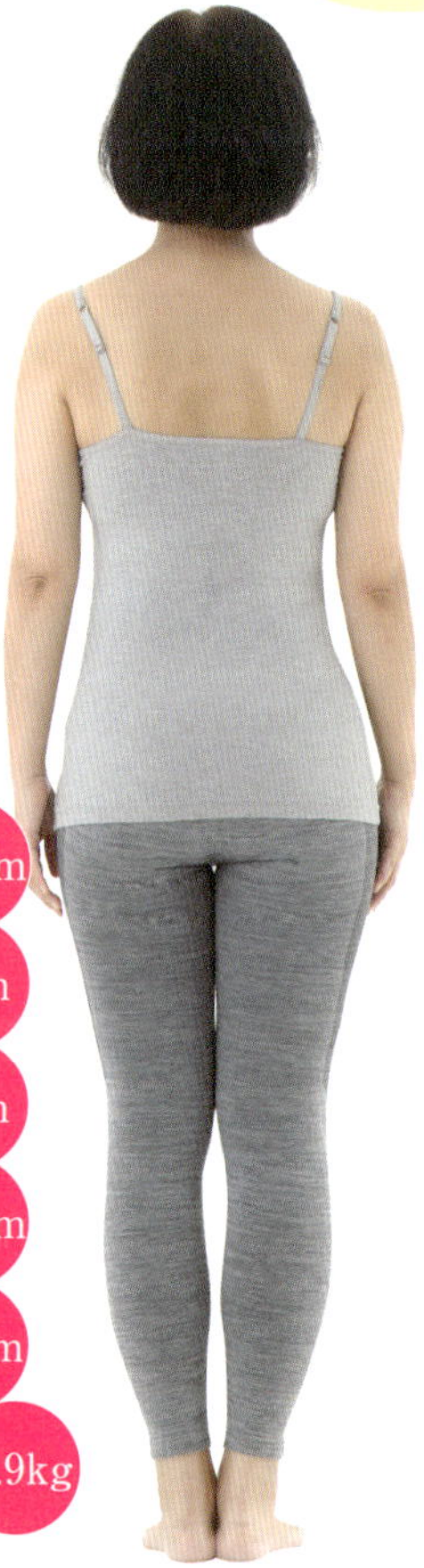

ウエスト -0.4cm
74.2cm ▶ 73.8cm

下腹 -4cm
84.5cm ▶ 80.5cm

ヒップ -3cm
93cm ▶ 90cm

太もも -0.2cm
56.2cm ▶ 56cm

ふくらはぎ -0.5cm
38.5cm ▶ 38cm

体重 -0.9kg
58.3kg ▶ 57.4kg

2週間やったのは　骨盤呼吸は毎日、骨盤体操は週に1回

体験者の喜びの声

正しい姿勢がラクにできるように。ウエストがくびれて、左右差も整い、胸とお尻もリフトアップ。太ももとふくらはぎはほっそり。

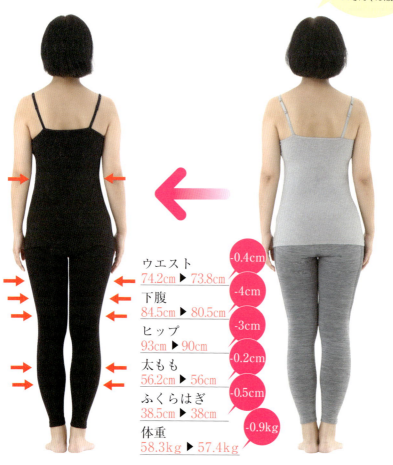

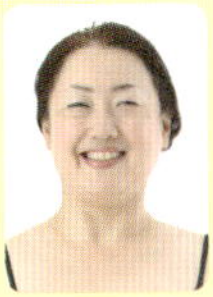

Aさん（49歳）

2週間後　体験前

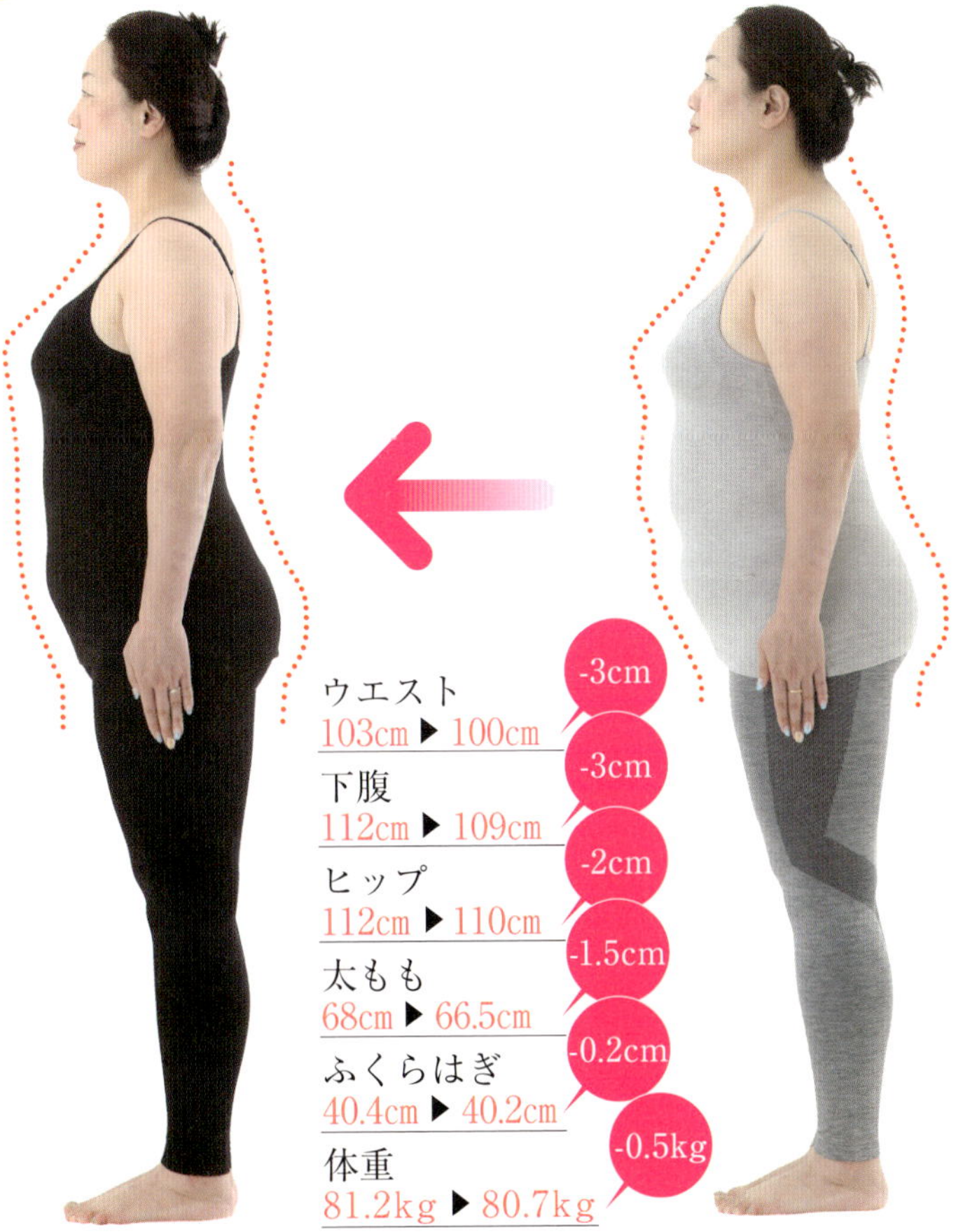

部位	サイズ	変化
ウエスト	103cm ▶ 100cm	-3cm
下腹	112cm ▶ 109cm	-3cm
ヒップ	112cm ▶ 110cm	-2cm
太もも	68cm ▶ 66.5cm	-1.5cm
ふくらはぎ	40.4cm ▶ 40.2cm	-0.2cm
体重	81.2kg ▶ 80.7kg	-0.5kg

2週間やったのは　毎日夕方か寝る前に骨盤呼吸と骨盤体操

体験者の喜びの声

毎日驚くくらい便が出て、便秘が解消。腰まわりが引き締まり、ジーンズがゆるくなりました。首の前傾も改善。

深い呼吸で骨盤矯正
やせて、毎日が笑顔になる

ピルビスエクサ

Index

ラクで心地いいのに体型が変わる

ピルビスエクサは、**寝転んで行う深い呼吸によって、骨盤を動かし、矯正する体操です。**一般社団法人日本骨盤ヘルスケア協会のオリジナルメソッドで、現在は名古屋と東京のサロンで年間延べ２５００人の方がレッスンを受けています。

私は今、体操の先生をしていますが、元々は大の運動嫌い。学生時代の体育の成績は2で、ヨガも続かなかったほど、運動が苦手です。実はピルビスエクサは**「運動が嫌い」「体がかたい」「ヨガも挫折した」という方にぴったり。**寝転んで深い呼吸をしながら、ゆっくり体を伸ばすだけなので、誰にでもできて、ラクで心地よく、汗もまったくかきません。「たったこれだけ!?」と驚かれる方も多いです。効果も顕著で、1回行うだけで、顔のむくみがとれてリフトアップ。胸とお尻は引き上がり、お腹や腰、太ももなどの骨盤まわりが引き締まります。特に40代以上の方は、著しいバストアップ効果に皆さん、感激されます。

続けるうちに、一番やせにくいお腹や腰、太ももなどの骨盤に近いところから、大幅にサイズダウン。私自身も30代で体重が10kg近く増え、お腹や腰、太もも、肩まわりがパンパンに張り、人相が変わるほど激太りしました。食事制限は一切せず、ピルビスエクサのみ1年続けたところ、体重は5kg、ウエストは18cm減り、洋服のサイズはLサイズからなんとSSサイズに！ 私だけではなく、生徒さんも同じようにやせていきました。骨盤を集中的に動かすことで、ホルモンバランスも整うので、女性はメリハリのある女らしい体型に、男性は逆三角形の男らしい体型に変わっていくのです。

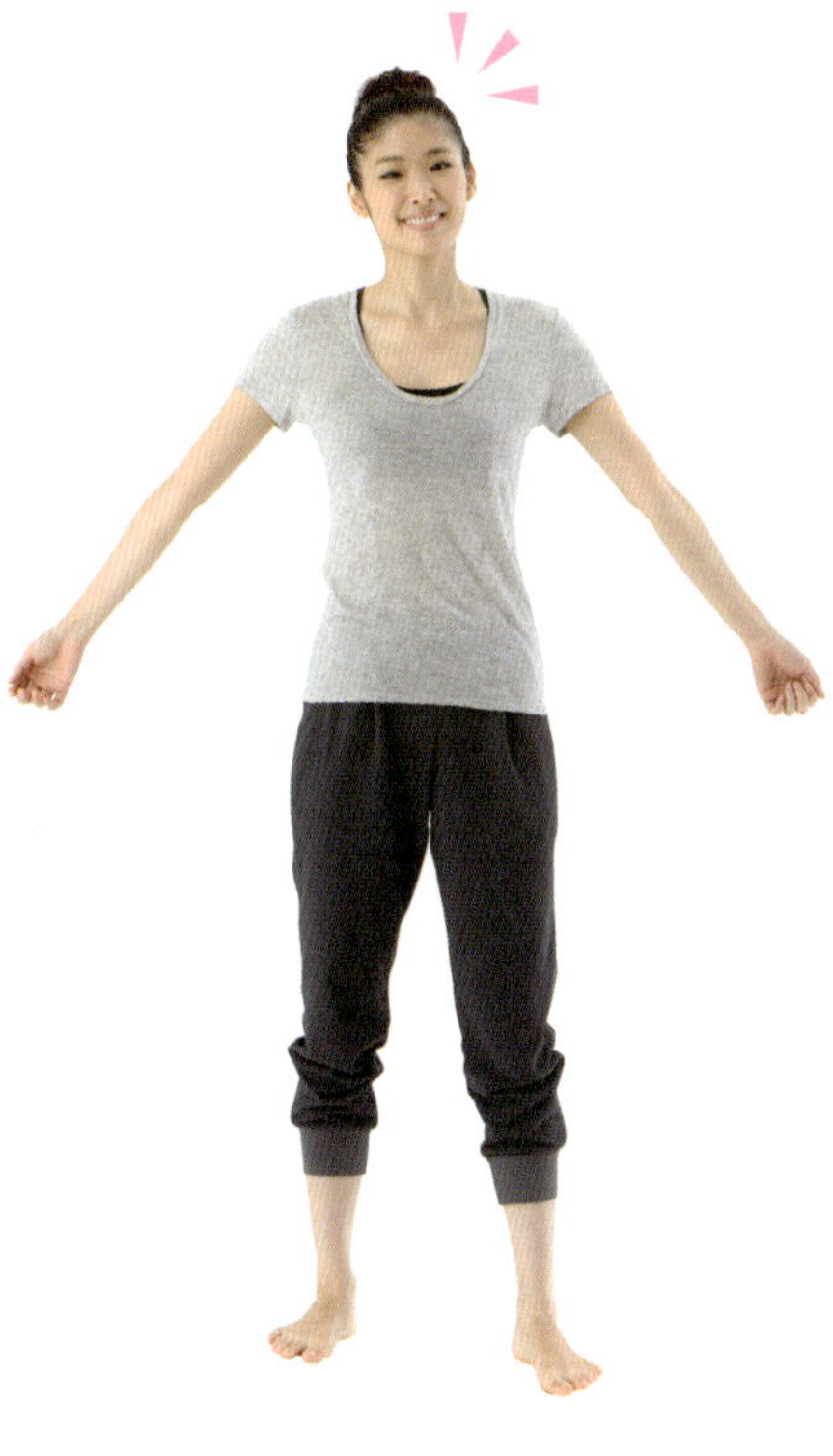

心と体に起こるうれしい変化

私は30代前半に離婚を経験し、エステの会社で店舗開発の仕事をしていました。仕事柄、取引先との会食が多く、お酒が好きな私は暴飲暴食の生活が続き、激太りしたのです。ただ太っただけでなく、体調も悪化。会社を抜けて病院通いが欠かせず、年間の医療費は10万円以上にふくれ上がっていきました。

肩こり、腰痛、偏頭痛、不眠、便秘、生理痛、生理不順、冷え、むくみ、肌のくすみ、乾燥、シワ、たるみ、O脚、猫背、首の前傾、もの忘れ……実はこれらの不調は、骨盤のゆがみが原因で起こる症状です。当時の私は、便秘と不眠以外すべての症状がありました。偏頭痛や生理痛がひどく、薬が手放せない。免疫力も落ち、じんましんが出たり、風邪を引きやすく、病気がち。体が重くてだるくて仕方ない。あまりの体調の悪さに、解決策を求めて、**整体やヨガなど、さまざまな施術やレッスンを受けるも、効果は感じられなかったのです。**

ある日、エステの会員誌の取材で、骨盤体操を体験したところ、ポッコリ出ていたお腹がキュッとへこみました。だるくてしんどかった体は軽くなり、帰りの自転車が驚くほど軽く速くこげたのです。**翌日は今までの人生の中で一番、便がスッキリと出ました。**「骨盤ってすごいな」と初めて実感した瞬間でした。

ピルビスエクサは、深い呼吸で骨盤を動かし、矯正することで、体が本来持つ機能をとり戻します。全身の血液やリンパの流れがよくなり、自律神経やホルモンバランスの乱れが整い、免疫力もアップ。体のゆがみや姿勢も改善します。レッスン中に、前述の多様な体の不調が解消される方も少なくありません。

私は今46歳ですが、体内年齢は33歳です。たくさん抱えていた体の不調は、今はひとつもありません。病院には年に一度も行くことがなくなりました。

深い呼吸をくり返してリラックスできるので、メンタル面も変わります。心は穏やかになって、イライラや焦りがなくなり、集中力も上がるのです。

あなたもピルビスエクサで心身のうれしい変化をぜひ実感してみてください。

若い頃と同じように食べて飲んで、激太り。さらにストレスでお酒の量も増えて、何をやってもやせられなくなっていた6年前の私。

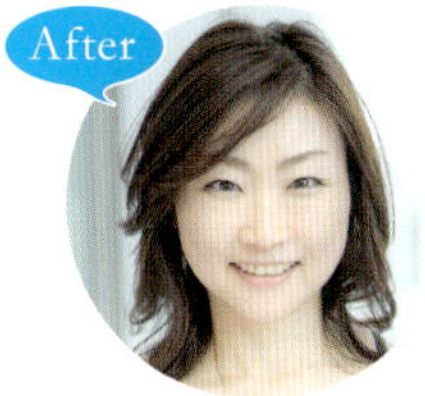

食事制限なし、運動なし。ピルビスエクサでストレスなく変わった今の私です。

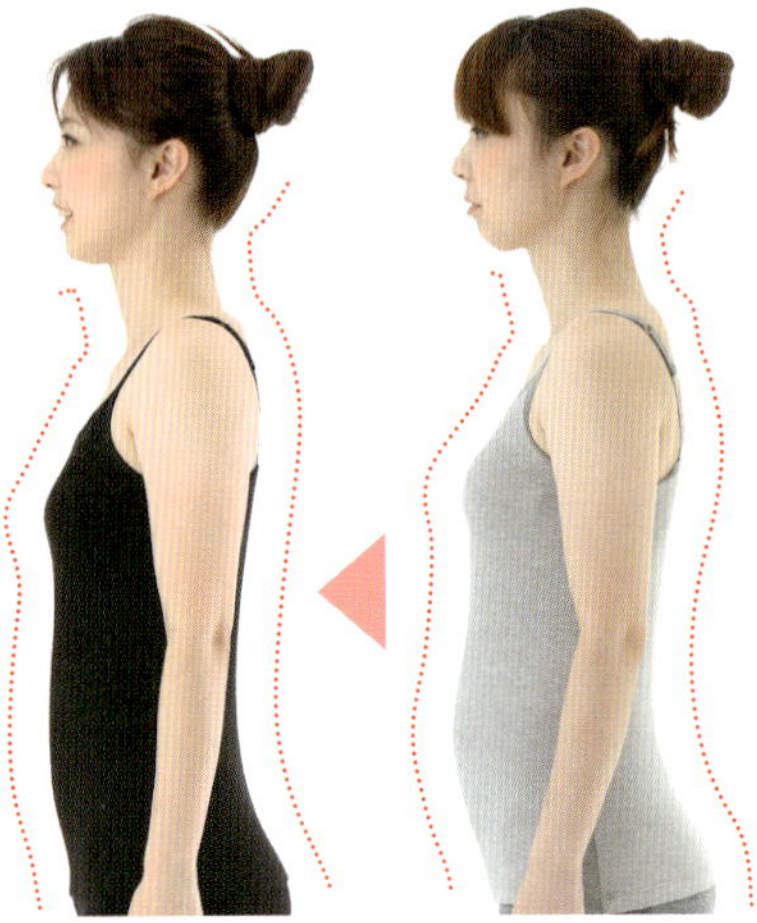

姿勢がよくなる

首が前傾したり、肩が内側に入ったり、猫背になっていた人は、正しい姿勢が保てるように。

猫背でお腹が
前に出ていたのが、
エクササイズ後は
美しい姿勢に！

ここが変わります

右肩が下がって
いたのが、
エクササイズ後は
左右対称に！

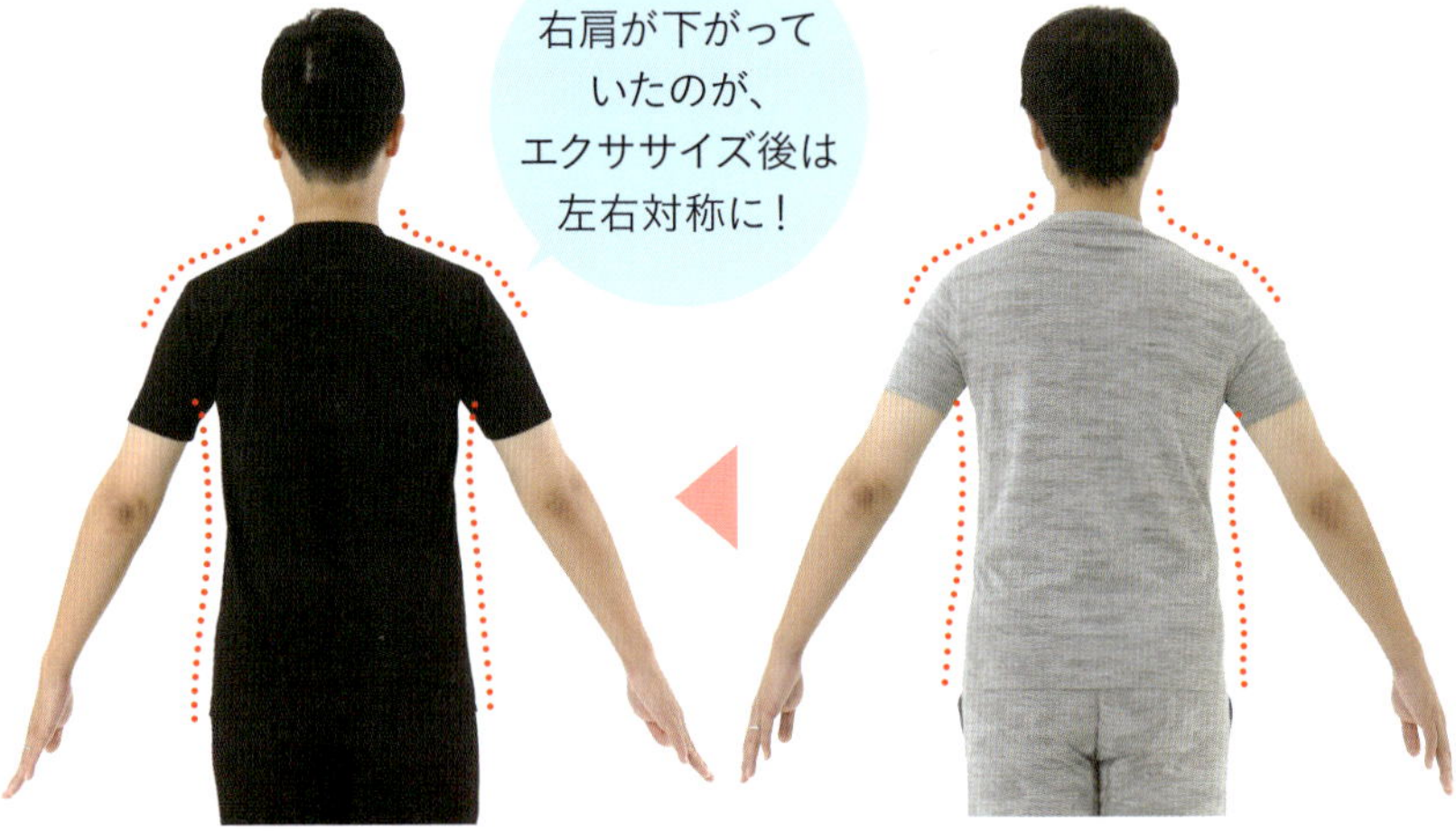

ゆがみが改善する

骨盤のゆがみをリセットすることで、体のゆがみも改善。首や背中、足など骨格全体も整う。

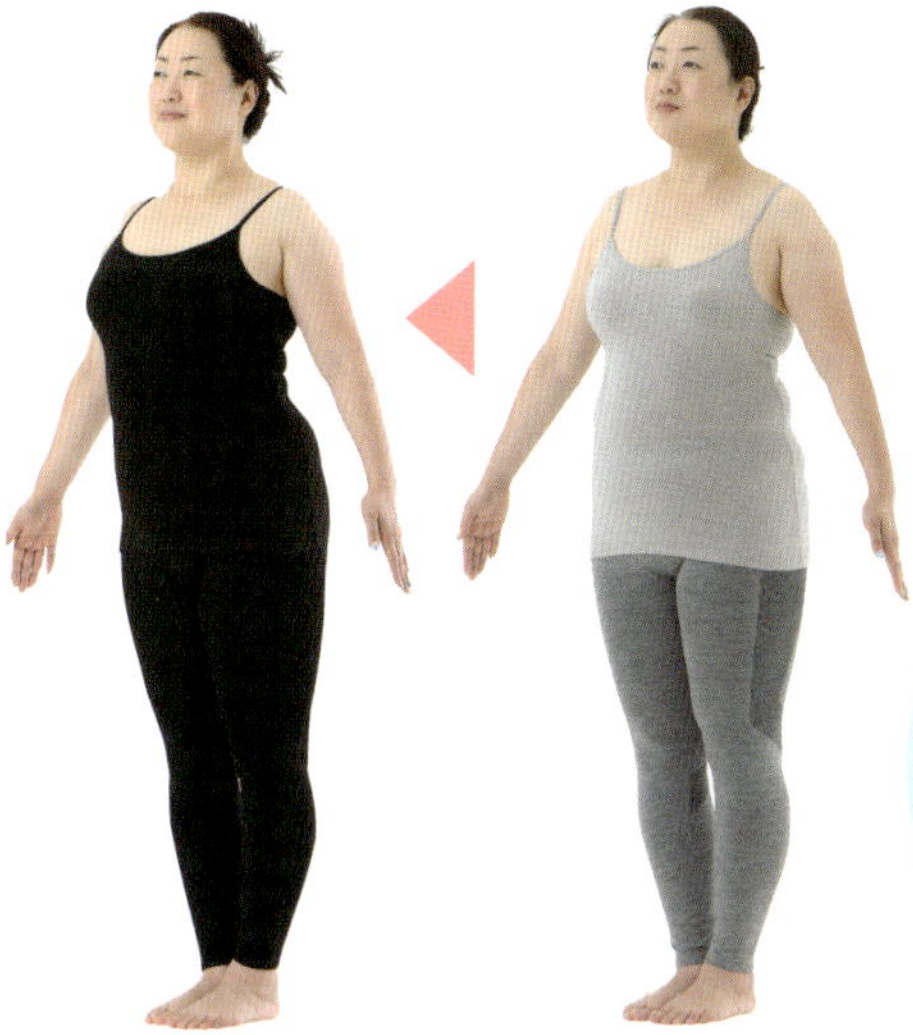

むくみがとれる

全身のむくみがとれるので、フェイスラインがスッキリし、小顔に。足も軽く細くなる。

むくみがとれて、
引き締まった
ボディラインに
なりました

ピルビスエクサで

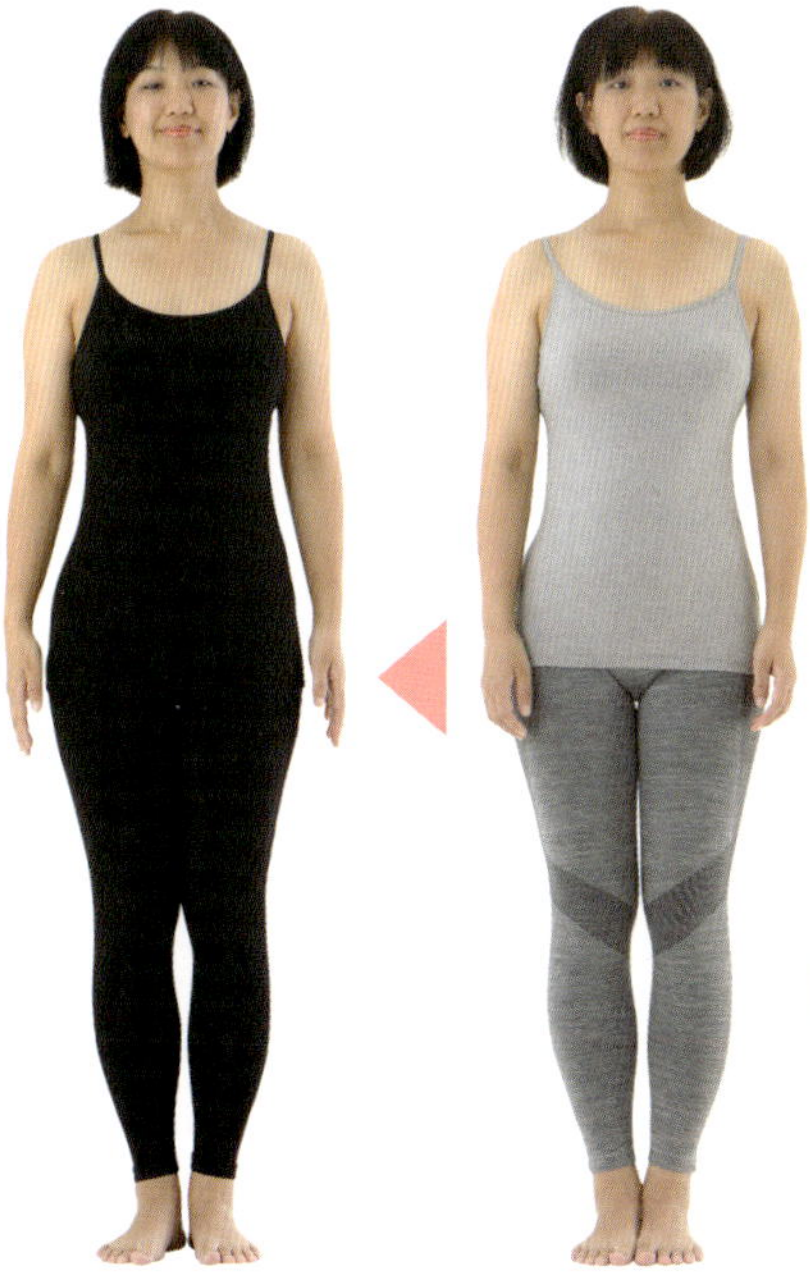

メリハリがつく

ウエストはくびれ、バストやヒップは引き上がる。メリハリのある女性らしい体つきに。

S字ラインの
美しいシルエットに
なりました

こんな人に特におすすめです

最近、
太ってきた

何かやらなくちゃ
と思っているけど
運動は嫌い

最近、やせにくくなった

メリハリを
つけて
やせたい

体がかたい

ポッコリお腹を
解消したい

めんどくさがり、運動嫌いOK！

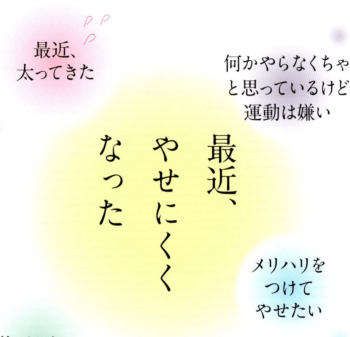

Exercise 01

副交感神経がのびのび復活！骨盤呼吸のすごい力

普通に過ごしていても交感神経が優位になる時代

私たちの内臓や血管、ホルモン分泌を司る自律神経は、心身を活動的にさせる交感神経と、リラックスさせる副交感神経がバランスをとり合って働いています。自律神経が乱れると、ホルモンバランスが乱れたり、血液やリンパの流れが悪くなって免疫力が低下します。自律神経とホルモン、免疫力は、互いに影響し合っているため、ひとつの機能が下がると、全部が下がるのです。さらにホルモンバランスが乱れると、基礎代謝が落ちて太るという悪循環に陥ります。

現代人は交感神経が優位な時間が圧倒的に長く、自律神経のバランスが乱れがち。夜遅くまで働いたり、スマホやパソコンで目を酷使したり、ＬＥＤの照明を浴びると、交感神経が活性化。私自身も会社員時代、夜遅くまで明るい照明を浴びて、パソコン作業をしていた結果、自律神経のバランスが崩れ、太ったり、体調不良に陥ったりしたのです。しかし、どれも現代人にとってはごく普通の生活。今は普通に過ごしていても、交感神経が優位になってしまう時代なのです。

体の状態を一定に保つ〈ホメオスタシス・トライアングル〉

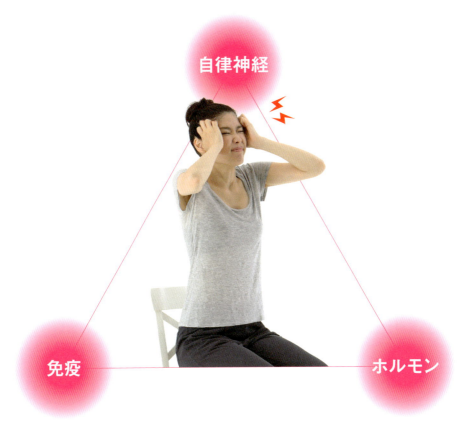

自律神経・免疫・ホルモンは、互いにバランスをとり、影響し合っています。自律神経で交感神経が優位になりすぎると、体全体のバランスが崩れ、心と体に不調が生じます。

スマホ、パソコンで呼吸が浅くなると骨盤も動かなくなる

スマートフォンやパソコンは、今や私たちの生活には欠かせない、コミュニケーションツールになりました。しかし、これらは骨盤にとっては、一番よくないのです。

スマホやパソコンを見ていると、首が前に出たり、肩が内側に入ったり、猫背になるなど、姿勢が崩れやすくなります。これらの悪い姿勢は、のどや胸まわりの呼吸を行う器官を圧迫し、呼吸がしづらくなって浅くなるのです。また、**人は画面に集中すればするほど、呼吸が止まる傾向があります。**ゲームもスマホやパソコンとまったく同じ理由で、呼吸が浅くなる原因になっています。

本来、骨盤は常に動いていていてほしいものです。普段から骨盤は呼吸で動いていて、息を吸うと骨盤は開き、吐くと閉じる動きをしています。

スマホやパソコンを見て、呼吸が浅くなると、骨盤の動きが減少し、動きにくくなります。さらに骨盤を動かさずによくない状態で固まってしまうと、骨

盤はゆがんでしまうのです。また、呼吸が浅くなることにより、イライラしやすくなったり、ストレスを感じやすくなったり、夜眠れなくなることも。

特に副交感神経を優位にして、心身や骨盤をリラックスさせたい夜間は、スマホやパソコンの使用を必要最低限にとどめましょう。

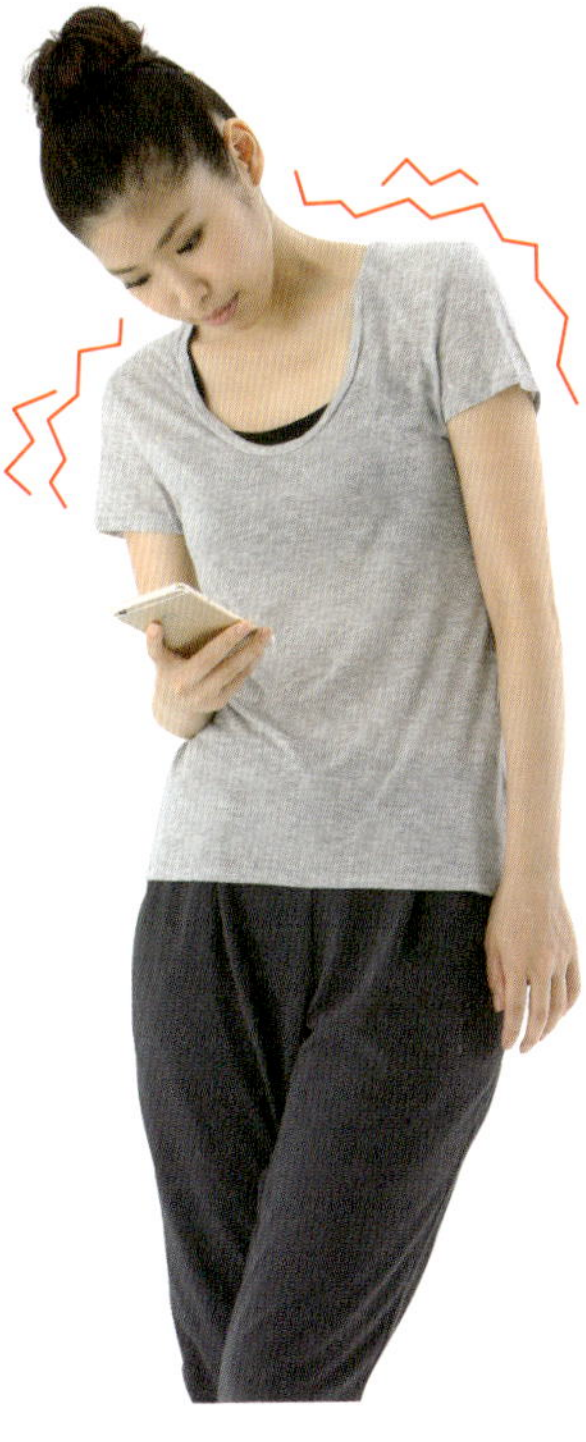

骨盤は正しい状態に戻りたがっている

人間の体は元々、よくなろうとするものです。体は本来あるべきいい状態を知っていて、ことあるごとにいい状態に戻るよう、働きかけています。骨盤もまったく同じで、骨盤本来の正しい位置や動きを知っていて、正しい状態に戻りたがっているのです。

しかし、残念ながら現代人の日常生活には、骨盤をゆがませる生活習慣が数多くあります。たとえば、パソコン操作などで姿勢が崩れたり、スマホを凝視したり、猫背であごが前に出て口呼吸になったり、だらしない姿勢で座りっぱなしだったり……。パソコンやスマホ、口呼吸は、呼吸が浅くなって、骨盤が動かなくなり、ゆがんでしまいます。だらしない姿勢で座り続けていれば、骨盤が座骨を使ってまっすぐ立っていないので、前に傾いてしまうのです。

いずれも日常の生活習慣による骨盤のゆがみから、自律神経やホルモンバランスの乱れ、免疫力の低下を引き起こし、体の回復力や肌の再生力など、体本来の機能全般を低下させてしまうのです。

ピルビスエクサなら、**深い呼吸をしながら、自分の力でゆっくりと骨盤を動かすため、**以前のよくない状態に戻そうとする反動もなく、**骨盤を本来の正しい状態に戻せるのです。**

こんな生活習慣で骨盤はゆがむ

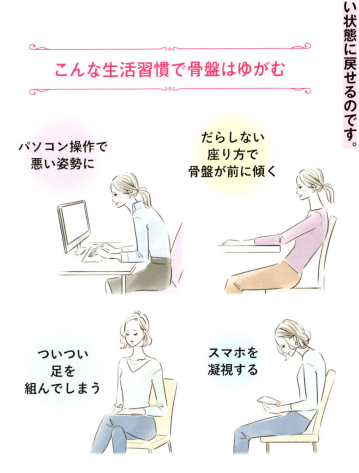

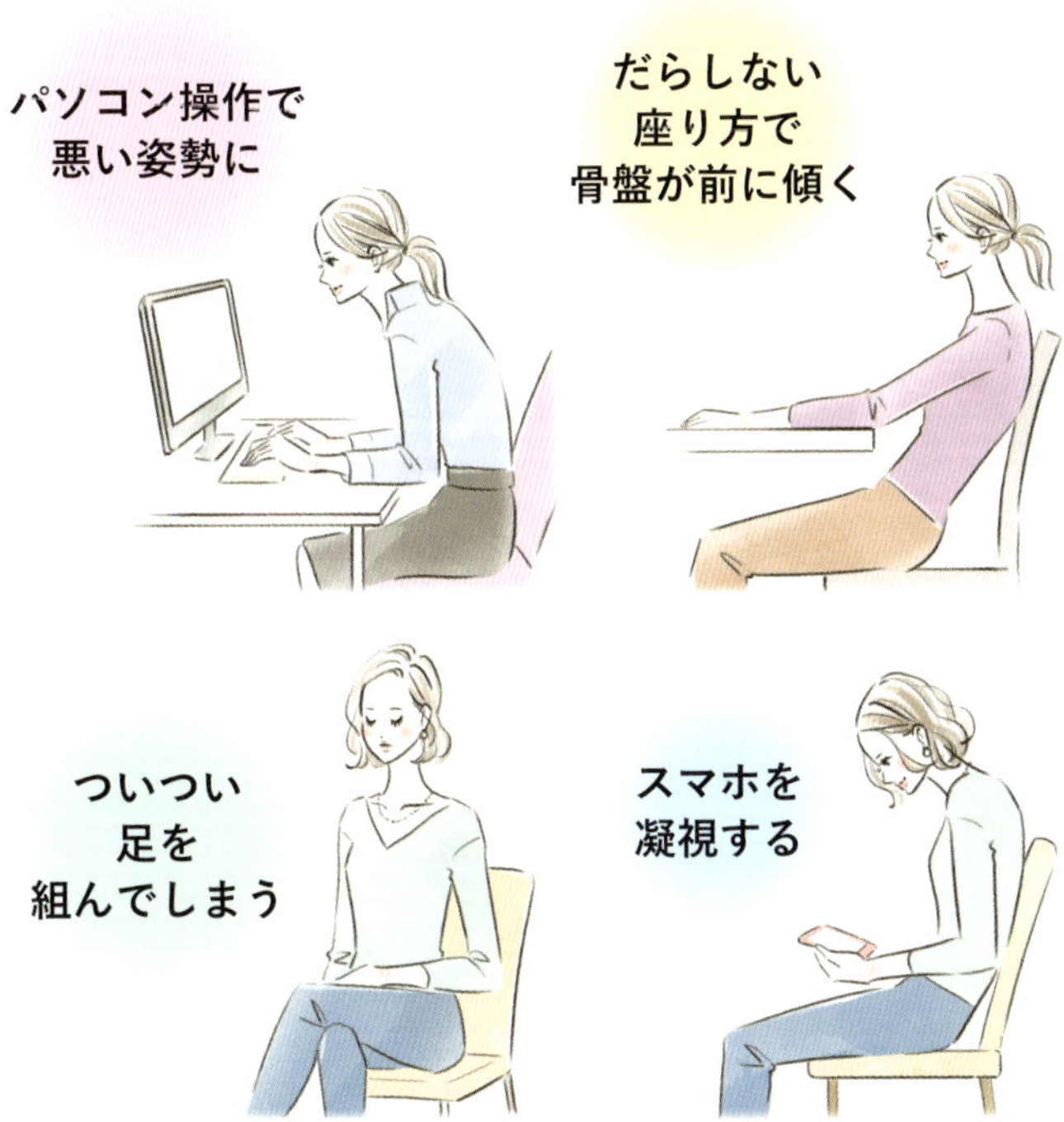
パソコン操作で
悪い姿勢に
だらしない
座り方で
骨盤が前に傾く
ついつい
足を
組んでしまう
スマホを
凝視する

骨盤が整うと全身が整うわけ

骨盤は私たちの体を支える〝土台〟となる部分です。体の土台である骨盤がゆがむと、ボディラインの崩れや体調不良、老化の原因になってしまいます。骨盤は体の中心にあるので、ゆがんでいると、体内の血液やリンパの流れが滞ります。骨盤のゆがみを整えると、血液やリンパの流れがよくなるので、体の冷えやむくみも改善。体の免疫力や肌の新陳代謝も上がるので、さまざまな体の不調や肌荒れが解消できるのです。

子宮や卵巣など、女性にとって大切な臓器も、すべて骨盤の中で守られています。実はほとんどの人の骨盤内の臓器は、ものがギューギューに隙間なく詰め込まれた、押し入れのような状態。ピルビスエクサで骨盤をまんべんなく動かすことにより、骨盤内の臓器があるべき位置に整理整頓され、本来の機能を取り戻します。生理痛や生理不順、不妊などの婦人科系の症状も改善。ホルモンバランスも整うので、胸やお尻は引き上がり、お腹や腰、足は引き締まった、女性らしいメリハリのある体になれるのです。

頭蓋骨や首の骨、背骨といった上半身は、すべて骨盤の仙骨に支えられています。前や後ろに倒れてアンバランスだった骨盤がまっすぐに立つようになると、骨盤と繋《つな》がる顔や体のゆがみや悪い姿勢が一気に解消。体だけでなく、顔や足もむくみやゆがみがとれて、スッキリするなど、全身が整っていくのです。

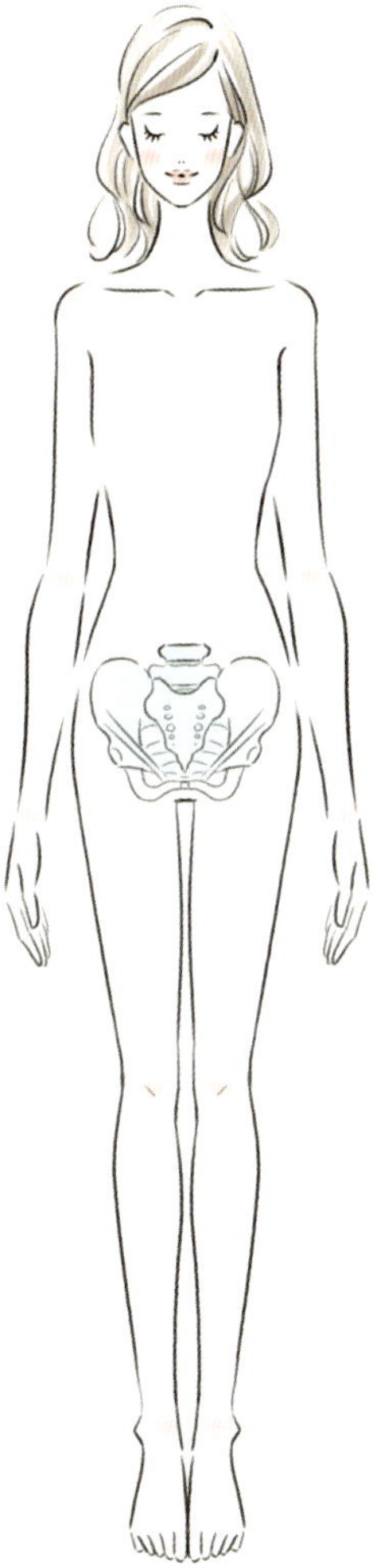

ピルビスエクサとは？

ピルビスエクサとは、深い呼吸とシンプルな動きで、骨盤をまんべんなく動かし、矯正する体操です。毎日行うといい骨盤呼吸と、やりたいときに週1回行う骨盤体操の2つから成り立っています。

重力に左右されない寝た姿勢で、骨盤をニュートラルな状態に保ちながら、深い呼吸で酸素を十分にとり入れて骨盤を開閉し、自分の力で前後、上下にゆっくりと動かすので、骨盤がきちんと整っていきます。

骨盤を集中的に動かすため、内臓の働きがよくなって便秘が解消したり、ホルモンバランスも整います。また、酸素をしっかりとり込むことで、全身の血液やリンパの流れがよくなるので、体が冷えにくくなって温まり、免疫力もアップ。全身にほどよく筋肉がつくので、基礎代謝も上がり、やせやすく、太りにくい体になるのです。

日常生活の中で、こりや痛み、むくみ、だるさなどのちょっとした体の不調を感じたときに、整体などに行って、人の手を借りるのは、時間とお金もかかり、面倒です。ピルビスエクサはセルフトレーニングなので、ちょっとした体の不調は、自分でスッキリ解消できるため、イライラしなくなるし、自分に自信が持てるようになるのです。

骨盤を自分の力で
ゆっくり動かす

＋

深い腹式呼吸で
動かす

＝

体調を自分で
整えられるので
自信が持てる

ピルビスエクサは何に効く？

こんなお悩みに効果があります

体の不調だけでなく、心に抱えたモヤモヤも解消できるエクササイズです

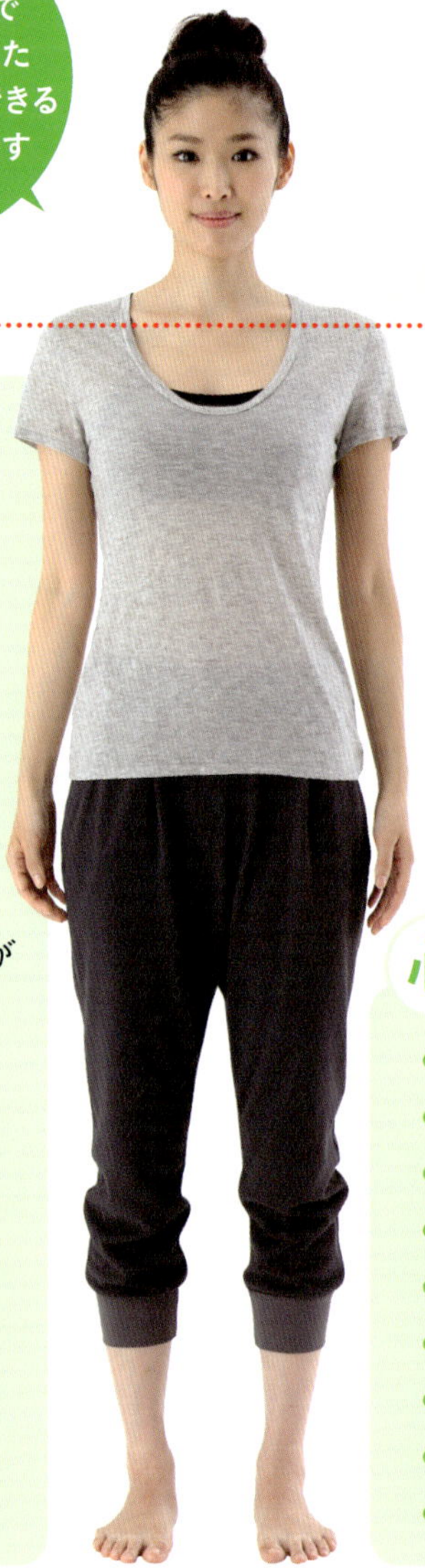

肩の高さが違うし、肩こりもひどいなぁ

いつも指先が冷たくなるなぁ

心配ごとがあると胸がドキドキしてしまうなぁ

体

- 肩こり
- 腰痛
- 偏頭痛
- 便秘
- 不眠
- O脚
- 猫背
- 首の前傾
- 姿勢の崩れ
- 肩の高さや足の長さが違うなどの体のゆがみ
- 生理痛
- 生理不順
- 冷え
- むくみ
- 肌のくすみ
- 乾燥肌
- シワ
- たるみ
- もの忘れ

心

- イライラしている
- やる気が出ない
- なんとなく落ち込んでいる
- リラックスできない
- ストレスを抱えている
- 不安を感じる
- 満たされない
- 焦りがある
- 怒っている

Exercise 02

1日5分、骨盤呼吸

寝る前5分、骨盤呼吸でどんどん変わる

ピルビスエクサの準備運動にあたる骨盤呼吸は、お腹を大きくふくらませてからへこませる、深い腹式呼吸をくり返すことにより、骨盤を開閉し、こり固まっていた骨盤の動きをよくして、調整していきます。

また、深い呼吸を行うことで、心身をリラックスさせる副交感神経を優位にするのです。

本来、自律神経の交感神経と副交感神経は、双方がバランスをとり合いながら働いているのが理想的。交感神経ばかりが高まると、心身は緊張・興奮状態が続いて疲れてしまうし、副交感神経ばかりが高まると、心身がリラックスしすぎて、ぼんやりしたりだるくなるのです。あくまでも、交感神経と副交感神経のバランスがとれていることが大切です。

現代人は1日中、暇さえあればスマホを見てしまったり、お風呂に浸からずシャワーのみですませるなど、交感神経が優位になる時間が極端に長く、副交

感神経が優位になる時間はほぼありません。

そこで、骨盤呼吸を行って、副交感神経を優位にする時間をしっかりつくり、自律神経のバランスを整えていくのです。

骨盤呼吸は、毎日夜寝る前にたった５分、深い呼吸を行うだけで、血液やリンパの流れがよくなるほか、自律神経やホルモンバランス、免疫力の３つの働きをよくして、体の調子を根本から整えられます。

短いレッスンの間に、肩こりや頭痛、腰痛などのちょっとした不調が消えて、「スッキリした」とおっしゃる方も多いです。

ちょっとした不調は、体からのＳＯＳのサイン。そんなときに骨盤呼吸はおすすめです。１日の骨盤のゆがみを骨盤呼吸でリセットして、よりよい明日に備えましょう。

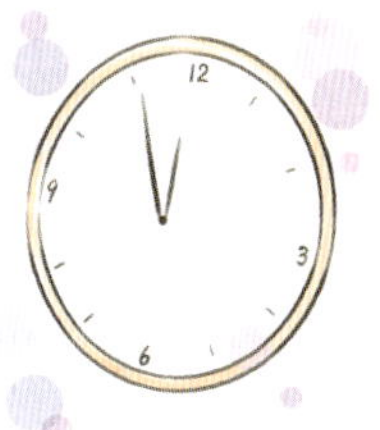

テレビは消して、ＢＧＭはゆったりしたものを

骨盤呼吸の効果を最大限に引き出すには、できるだけ雑念が生じないような、リラックスできる環境づくりが大切です。

場所はフローリングの床や畳の上か、ヨガマットやバスタオルを敷いた上にします。

逆にベッドの上は絶対にＮＧ。骨盤呼吸はお腹を大きくふくらませながら、腰を浮かせることがあるので、体が沈むようなベッドで行うと、腰を痛める原因になります。床の上に座布団を敷いて行う程度なら、特に問題はありません。

部屋の照明は、間接照明のみなど、少し暗めにして、テレビは必ず消すようにしてください。テレビからの情報が耳に絶え間なく流れ込んでくる状態だと、雑念が生じて、リラックスすることができないからです。

ＢＧＭも歌詞の内容がわかるものは避け、ゆったりとしたテンポのリラックスできる洋楽やヒーリングミュージックなどをかけるといいでしょう。

骨盤呼吸を行うタイミングは、できれば毎日、夜寝る前に5～10分行うのがおすすめです。時間があれば、朝晩2回行うのもいいでしょう。

ピルビスエクサは、妊娠中の方は控えて、産後に行ってください。反対に生理中の方は、ＰＭＳ（月経前症候群）や生理痛、頭痛、腰痛など、生理にまつわる諸症状が緩和できるので、おすすめです。

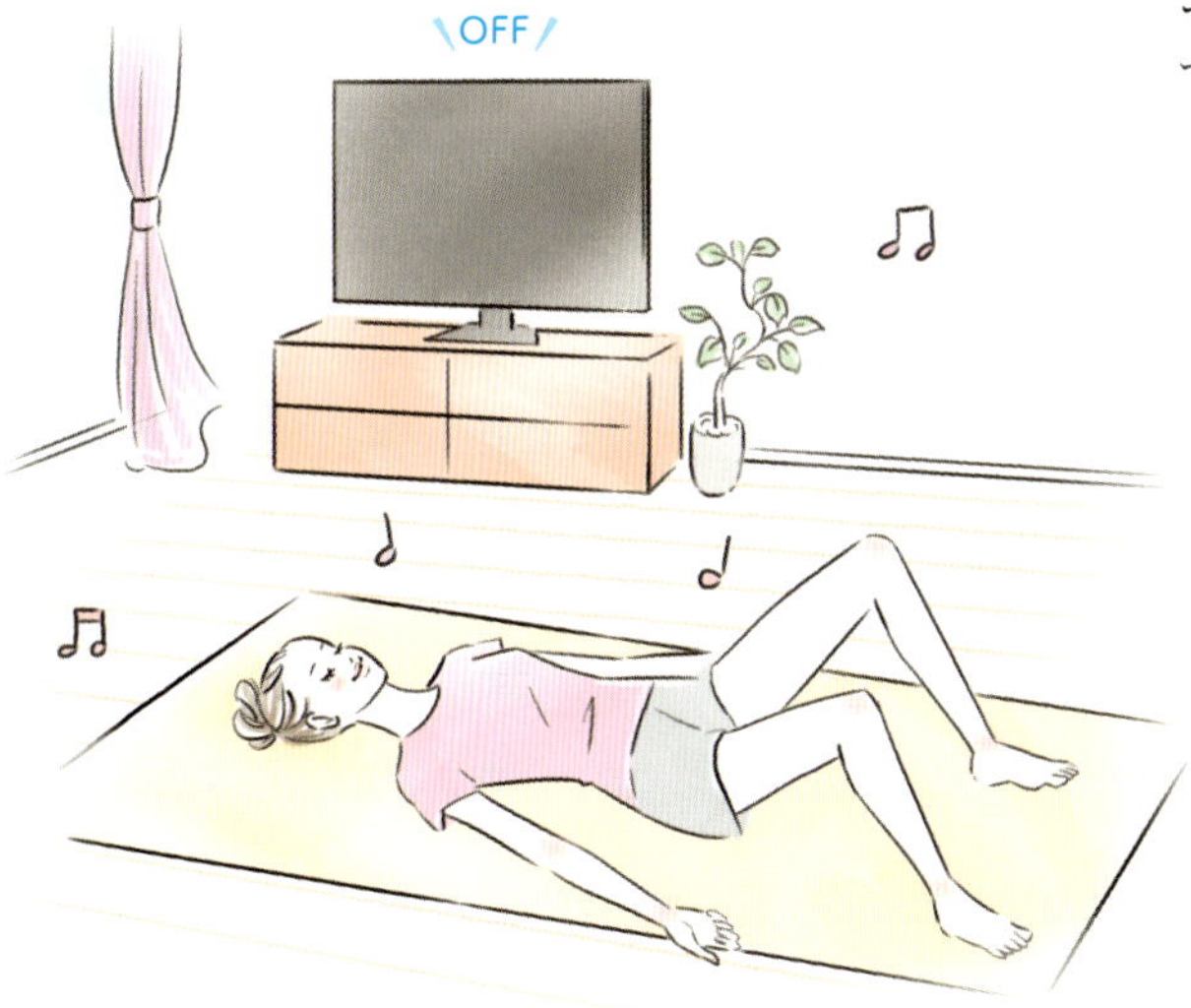

Pelvis Breath

STEP 1

骨盤の状態をチェック

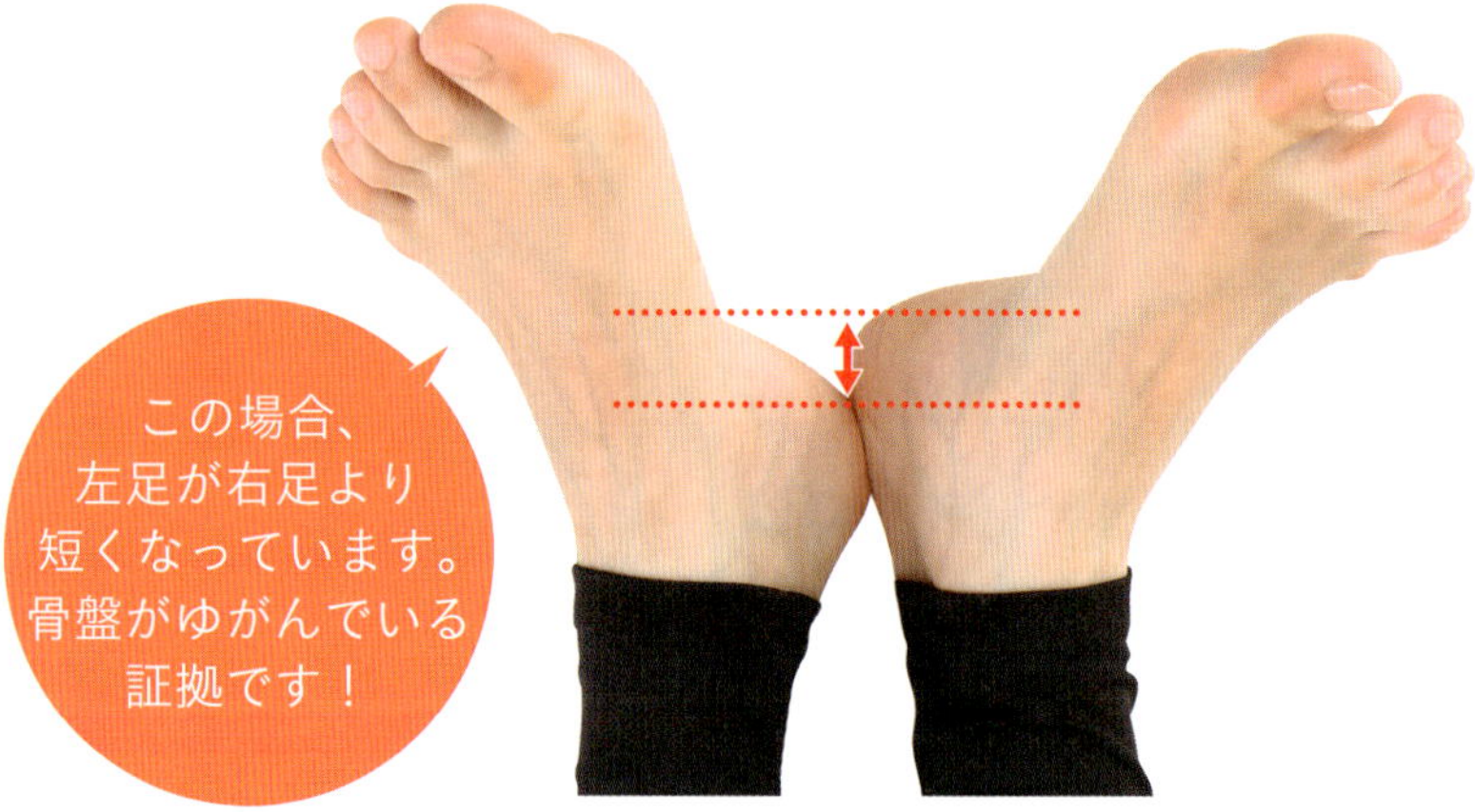
この場合、
左足が右足より
短くなっています。
骨盤がゆがんでいる
証拠です！

あおむけに寝て、両足を伸ばし、かかとの位置を確認。
左右の足の長さに差がないかチェックします。

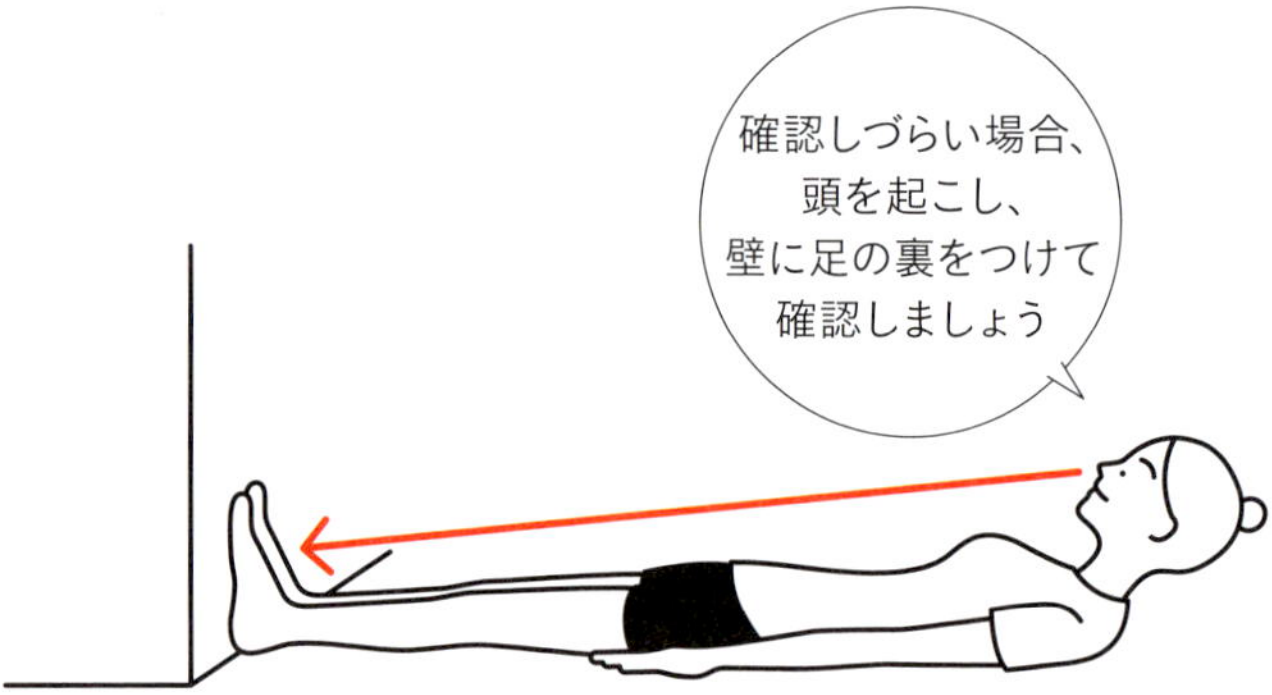
確認しづらい場合、
頭を起こし、
壁に足の裏をつけて
確認しましょう

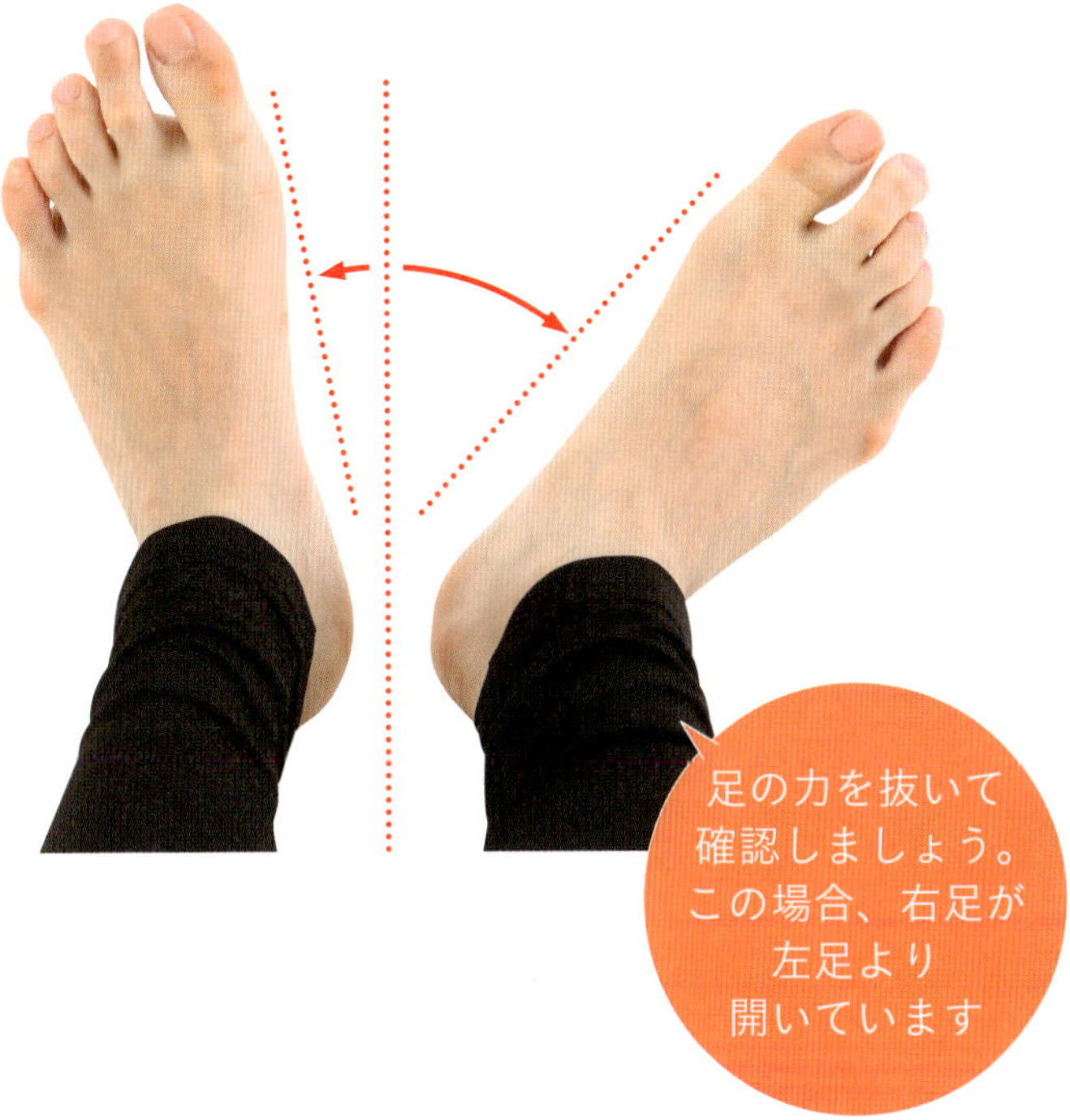
足の力を抜いて
確認しましょう。
この場合、右足が
左足より
開いています

あおむけになり、視線のみで足の開き具合を確認。右の足先がより開いているなら、右の骨盤が開いています。

今の骨盤の状態を知るには、あおむけに寝て、左右の足の長さや開き方を見ます。足が長い方、開きが大きい方は、骨盤が開き気味。足先が斜めになっている場合、骨盤にゆがみあり。足先がまっすぐなら、骨盤は閉じ気味。足先が左右均等で、逆ハの字に開いているのが理想です。

Pelvis Breath

STEP 2

基本姿勢はリラックスして

足

足を肩幅より広めに開き、両ひざを曲げて立てる

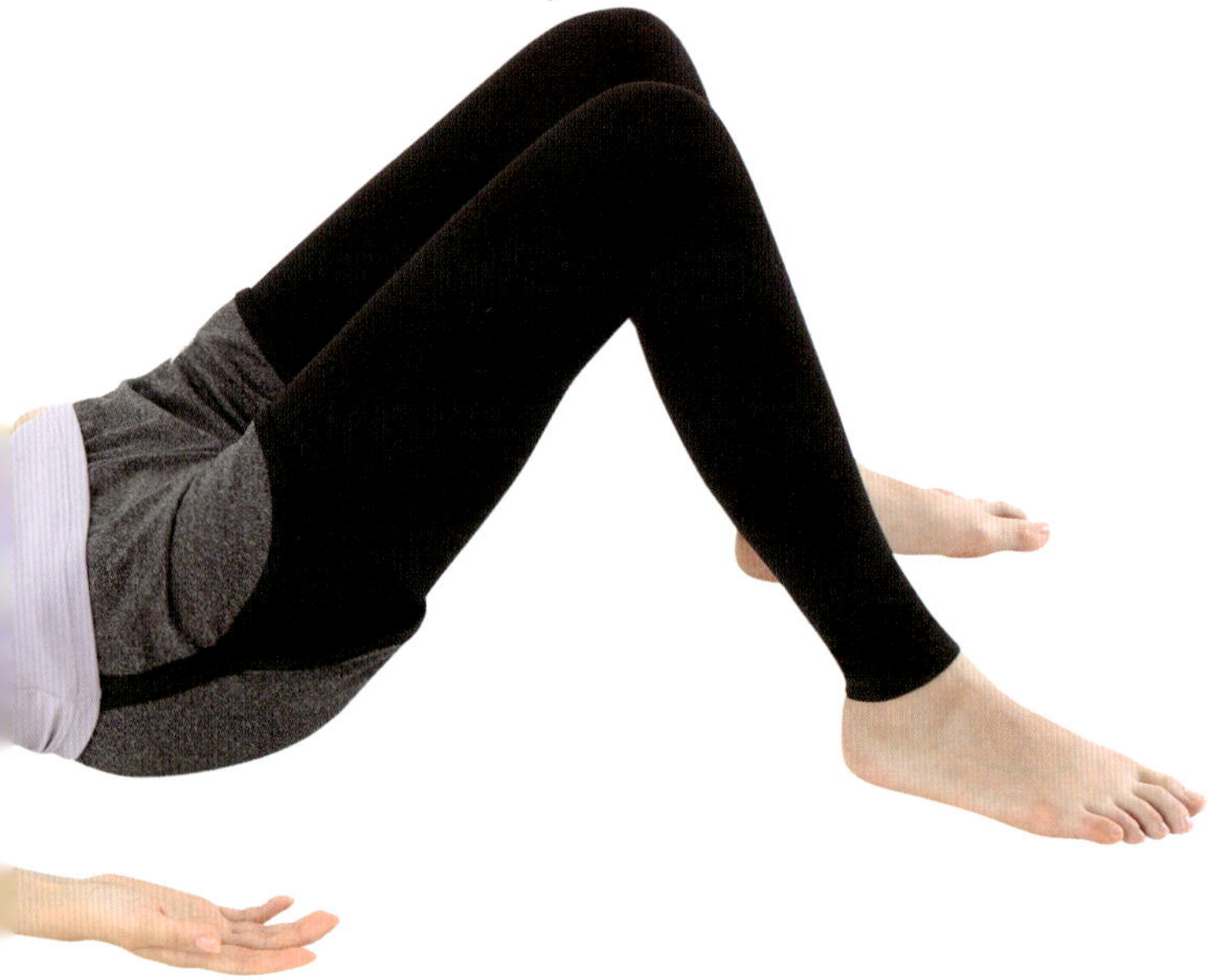

骨盤呼吸の深い呼吸をしやすくするために、欠かせないのが基本姿勢です。基本姿勢は、全身の力を抜いて、リラックスすることがポイント。気持ちに余裕を持って、自分の体の内側に意識を傾けてみましょう。

体

あおむけになり背骨から
鼻すじまでまっすぐに
（天井や壁などの縦のラインに
平行になるように）

目

まぶたは軽く閉じる

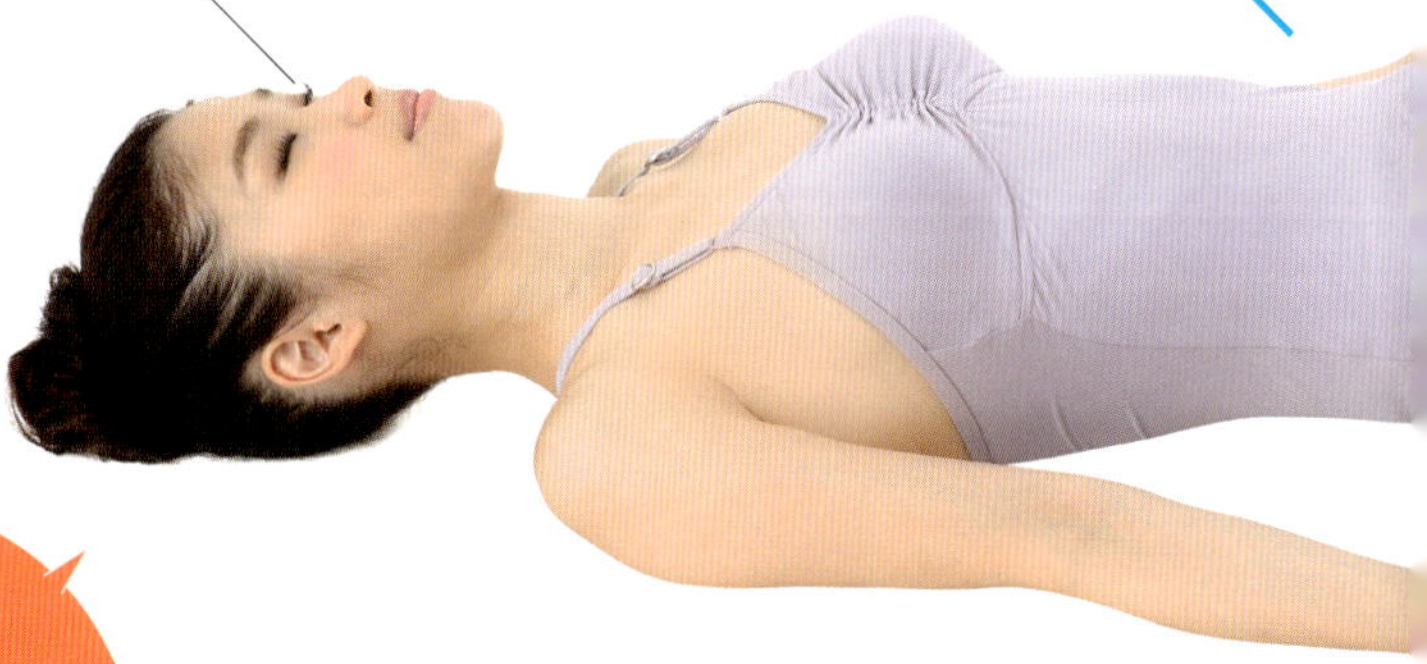

自分の
体の軸を
意識しながら
リラックス
しましょう

手

両腕を伸ばして手のひらを上に向ける

Pelvis Breath
STEP3

深い呼吸で骨盤を整えます

1. 鼻から「息を吸って」お腹をふくらませる

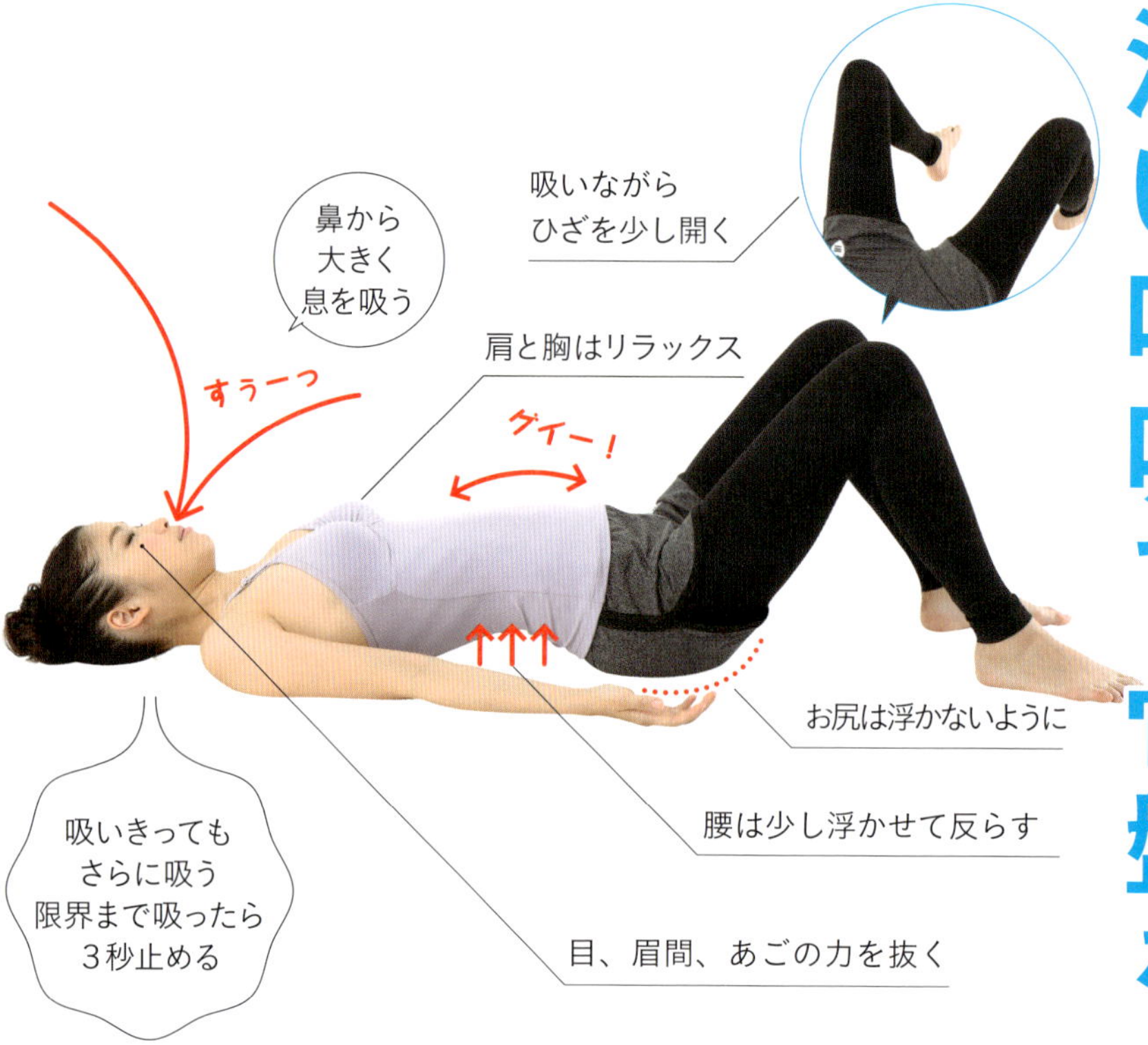

吸いながら
ひざを少し開く
鼻から
大きく
息を吸う
肩と胸はリラックス
すぅーっ
グィー！
お尻は浮かないように
腰は少し浮かせて反らす
吸いきっても
さらに吸う
限界まで吸ったら
3秒止める
目、眉間、あごの力を抜く

ピルビスエクサの〝準備運動〟に当たるのが骨盤呼吸。寝転んで息を大きく吸って吐くことで、リラックスする副交感神経が優位になり、骨盤を開閉して調整。血液やリンパの流れもよくなります。息をただ吸って吐く、普通の呼吸を3回したあとに、骨盤呼吸を始めましょう。

2. 鼻から「息を吐いて」お腹をへこませる

吸って吐いて
5分

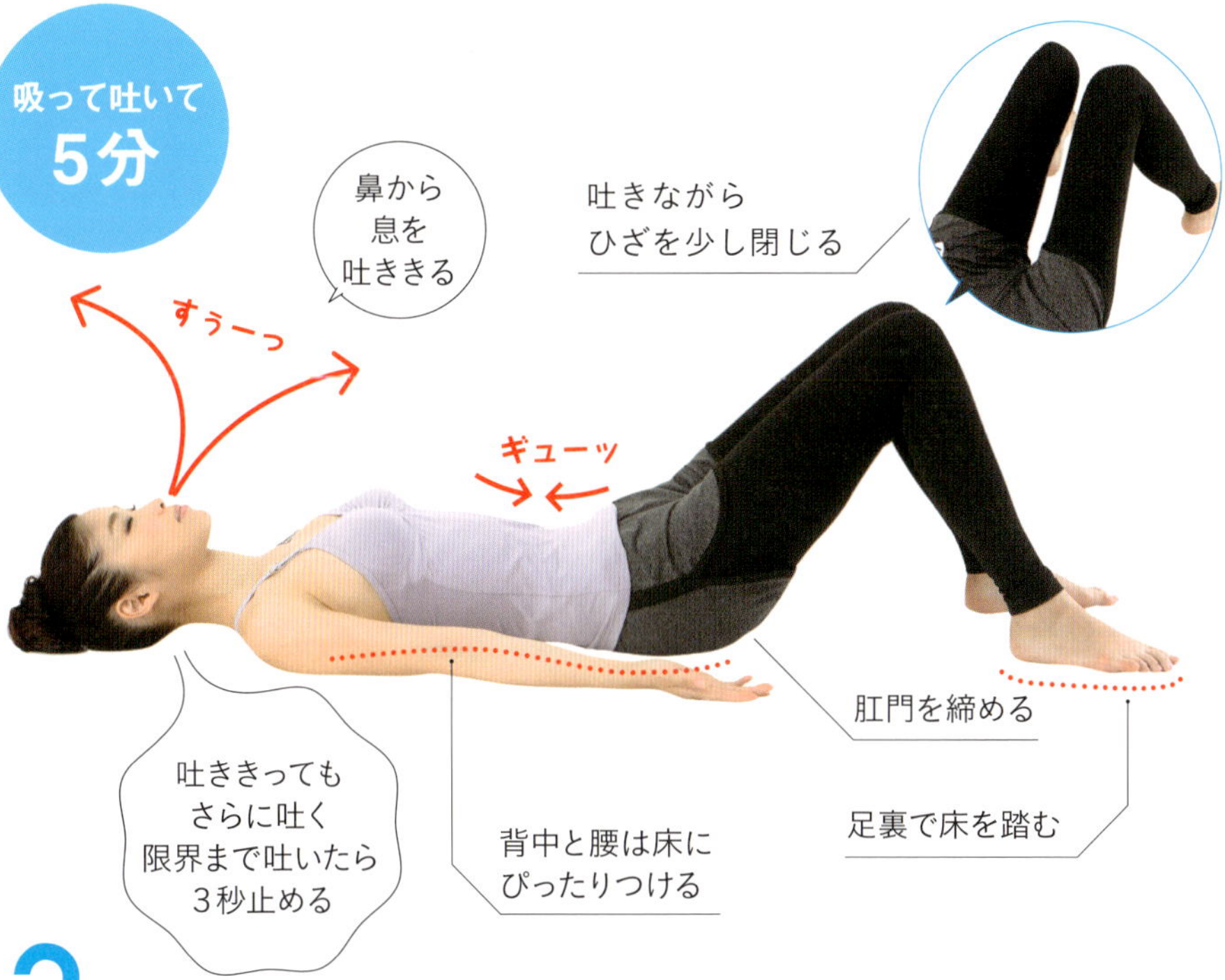
鼻から
息を
吐ききる
すぅーっ
吐きながら
ひざを少し閉じる
ギューッ
肛門を締める
吐ききっても
さらに吐く
限界まで吐いたら
3秒止める
背中と腰は床に
ぴったりつける
足裏で床を踏む

3. 両ひざをつけてリラックスし足を伸ばす

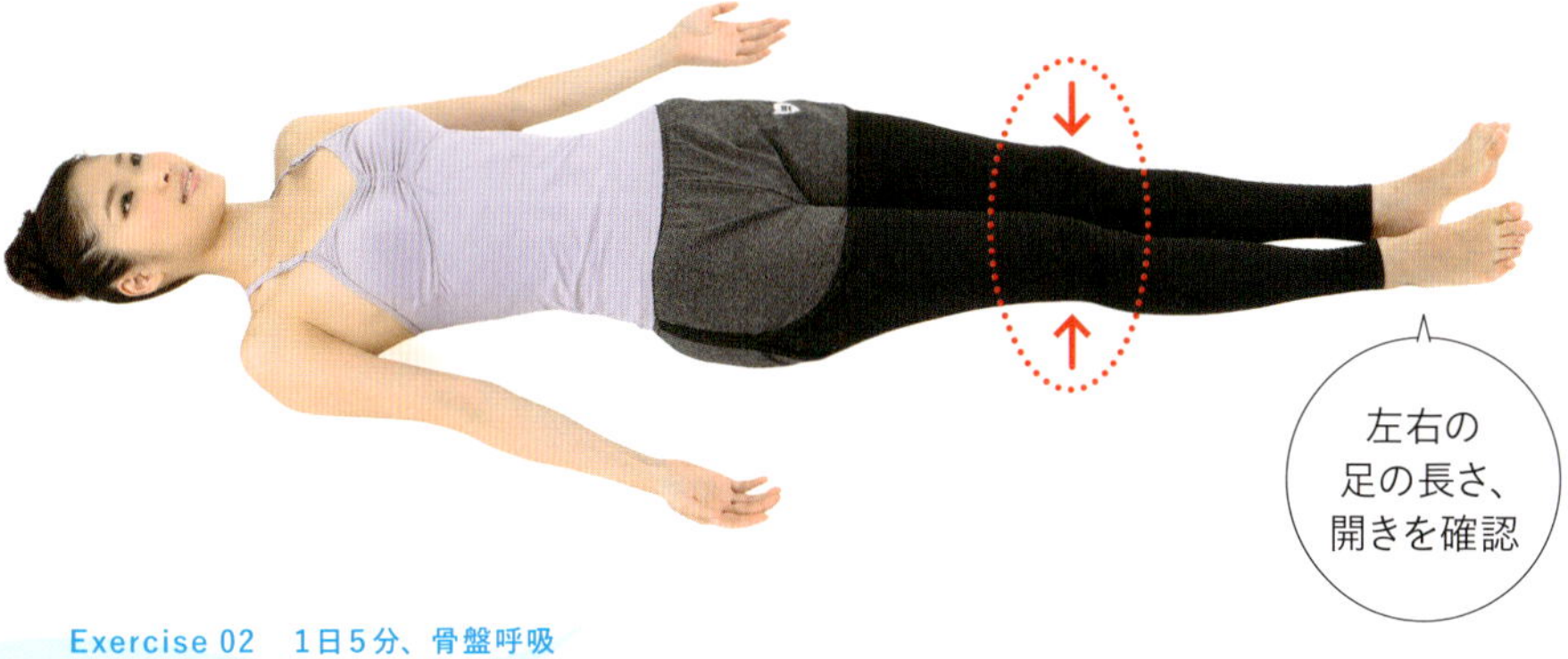
左右の
足の長さ、
開きを確認

Pelvis Breath

PLUS α

いつでもどこでも骨盤呼吸

1. 鼻から「息を吸って」お腹をふくらませる

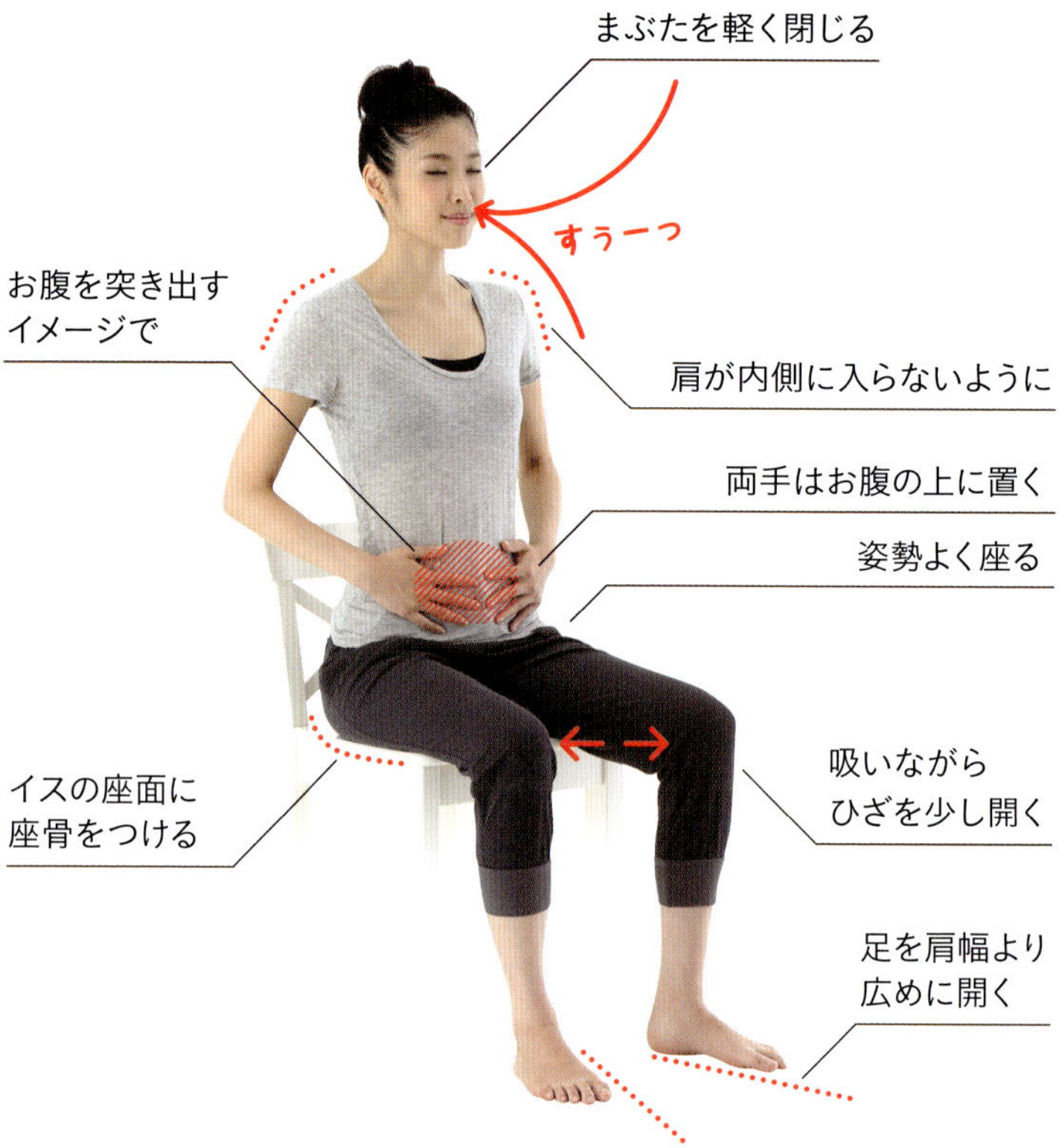

まぶたを軽く閉じる
すぅーっ
お腹を突き出すイメージで
肩が内側に入らないように
両手はお腹の上に置く
姿勢よく座る
吸いながらひざを少し開く
イスの座面に座骨をつける
足を肩幅より広めに開く

骨盤呼吸は寝た姿勢だけでなく、座って行うことも可能です。会社のデスクや外出先のトイレなどでも、無理なく行えるので、普段の生活にとり入れてみてください。イライラしたり、ストレスを感じたときにも効果抜群。気持ちが落ち着くまで、何回行ってもOKです。

2. 鼻から「息を吐いて」お腹をへこませる

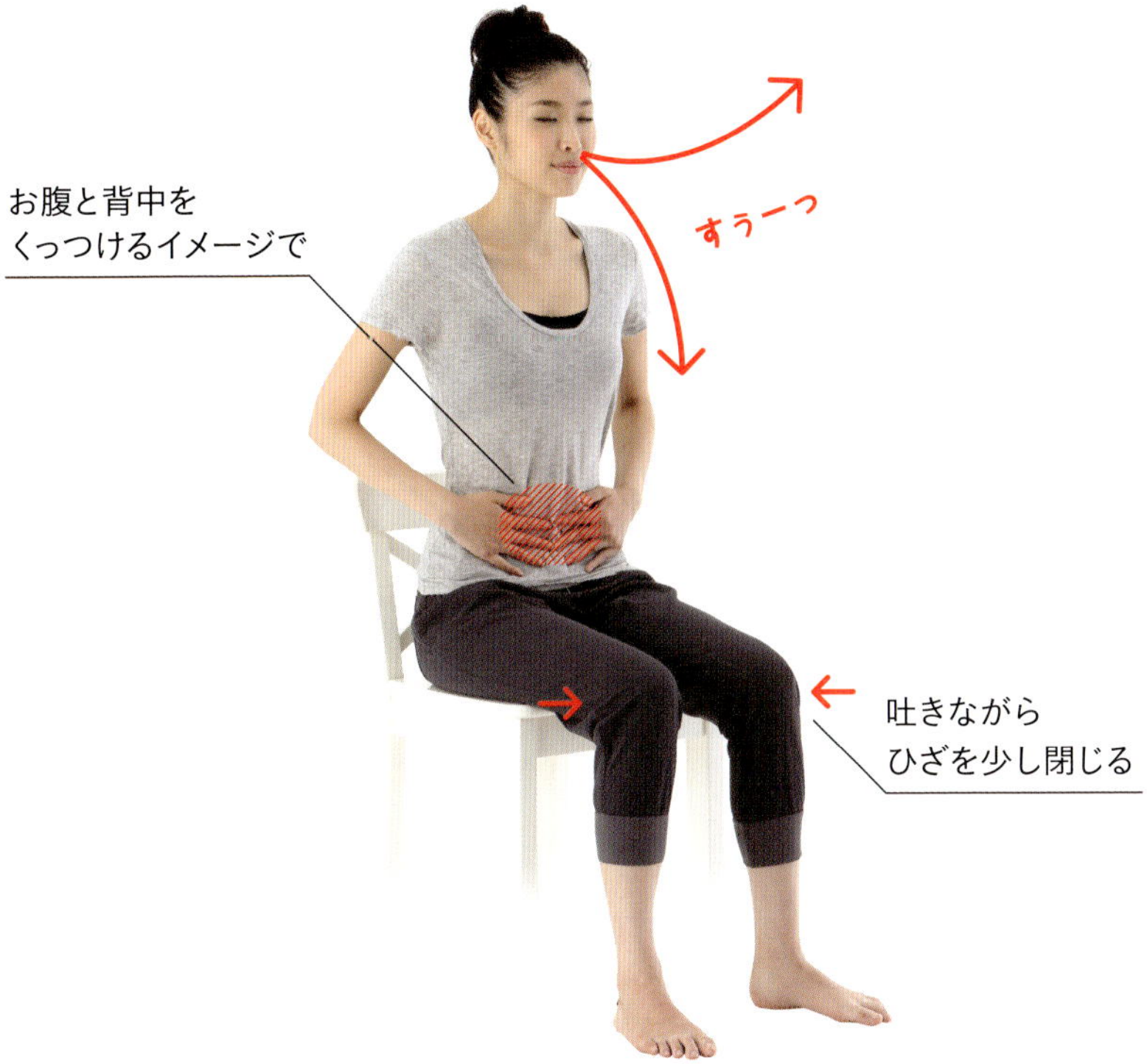
お腹と背中を
くっつけるイメージで
すぅーっ
吐きながら
ひざを少し閉じる

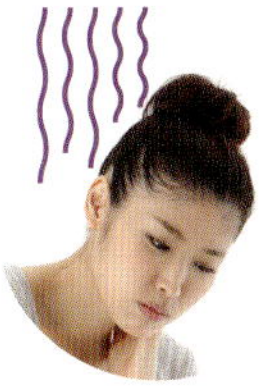

オフィスでイライラしたら
“こっそり骨盤呼吸”でスッキリ解消！

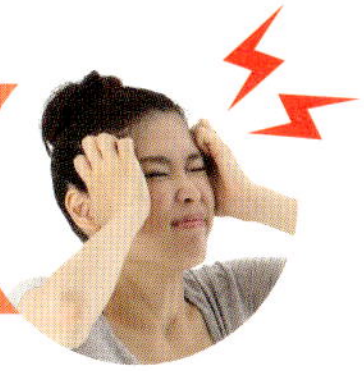

Column 01

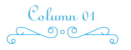

整体よりも自然に、ヨガよりも深い呼吸

骨盤を矯正したくて、整体に行く人は多いでしょう。一方、「整体に行ったけど、体が元に戻ってしまった」という人も少なくありません。いったい体に何が起きているのでしょうか？

整体は、他人の力で骨盤を動かし、矯正します。人の力で動かすと、体には元の状態に戻ろうとする力が働きます。これは体を一定の状態に保とうとする、ホメオスタシスという自然現象。結果的に体はほぼ元の状態に戻ってしまいます。つまり人に体を動かしてもらっても、根本的な解決にはならないのです。

ピルビスエクサは、自分で自分の体の〝整体師〟になれる体操です。自分の力と呼吸により、ゆっくりと体を動かすことで、骨盤本来の正しい位置や動きをとり戻します。自分の力加減で行うぶんには、過剰に力を加える心配もないので、体が元に戻ろうとする〝反発〟を防げるのです。ピルビスエクサは、整体よりもさらに自然な形で、骨盤矯正ができるといえるでしょう。

もうひとつ、ピルビスエクサは、深い腹式呼吸により、骨盤を無理なく開閉し、調整していきます。ヨガよりも深い呼吸を行いながら、ヨガよりもずっとラクに行えるところもうれしいポイントです。

Exercise 03

週に一度で
体がくっきり！
骨盤体操

部屋は明るくして、少しテンポの速いＢＧＭを

骨盤呼吸で副交感神経を優位にして心身をリラックスさせたあとは、続けて行う骨盤体操で、交感神経を優位にして心身を活動モードにします。骨盤呼吸と骨盤体操で、副交感神経と交感神経を交互に呼び覚ますことで、自律神経のバランスが整っていくのです。

骨盤体操の体操自体の効果を高めるためには、副交感神経より、交感神経が高まっている方が有利です。そこで、照明は骨盤呼吸のときの間接照明から、普通の照明に切り替えて、部屋を明るくしてください。

さらに交感神経を優位にするため、ＢＧＭは歌詞の内容がわからない少しテンポの速い洋楽やヒーリングミュージックを選びます。

もし適切なＢＧＭが見当たらなかったり、曲を替えるのが面倒な方は、骨盤呼吸と骨盤体操ともに無音でも問題ありません。実は普段、無音の環境にいることはほぼないので、逆に無音の時間をつくるのもいいでしょう。無音の環境

にいることで、自分自身の体と向き合う時間が持てるのです。

骨盤体操は、骨盤呼吸をしたあとにセットで行います。できれば、週に1回、時間のある週末などに、眠る直前以外の時間帯で、骨盤呼吸と骨盤体操を併せて行いましょう。もちろん、やればやっただけ効果も期待できるので、できる方は毎日でもＯＫです。

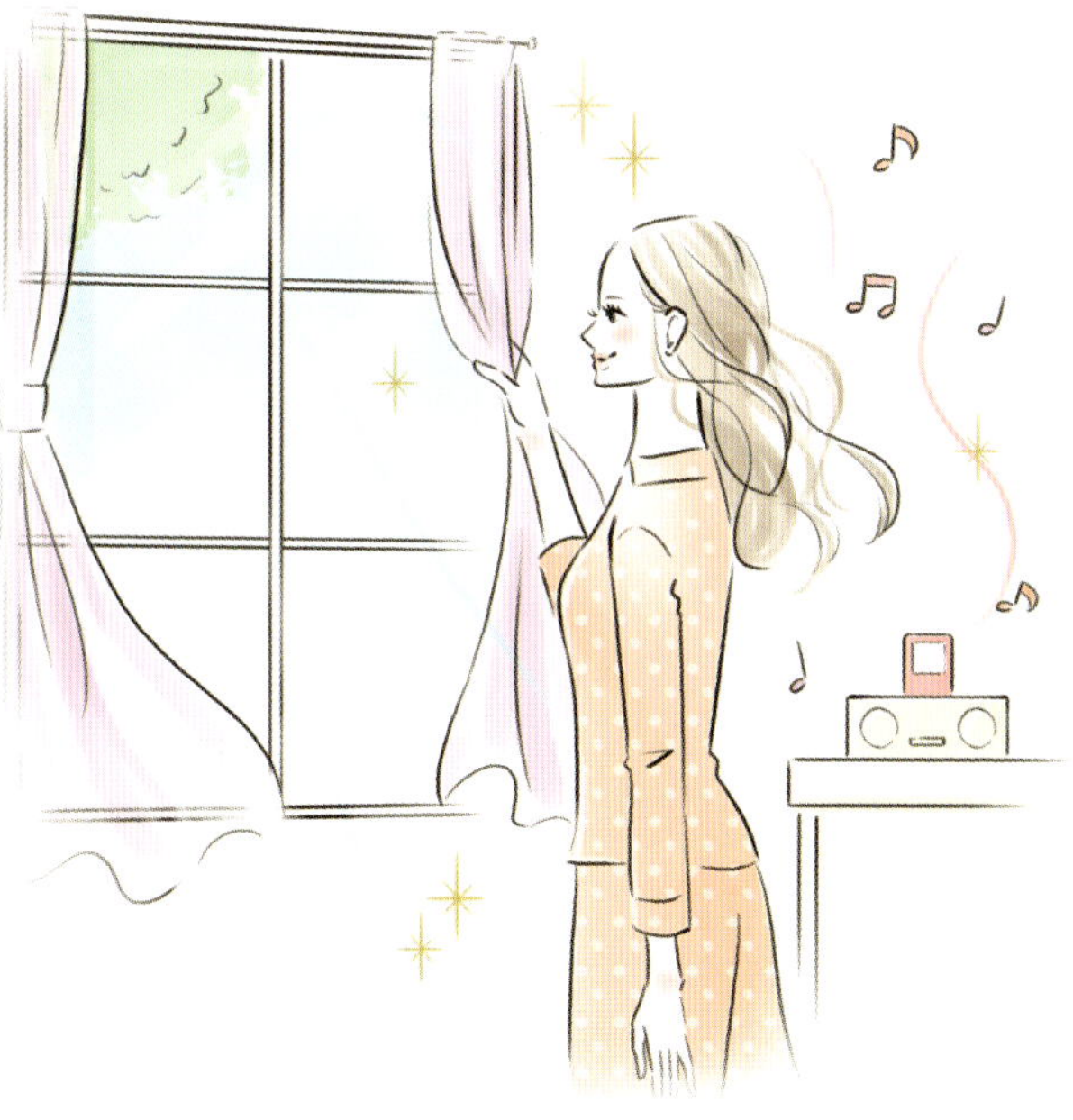

Pelvis Exer.

STEP 1

骨盤を上下に動かして体を元気に

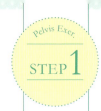

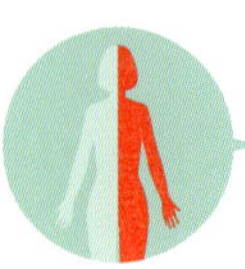

まずは体の右側からスタート！

0. あおむけになり体がまっすぐか確認

頭を上げて視線は体に向ける

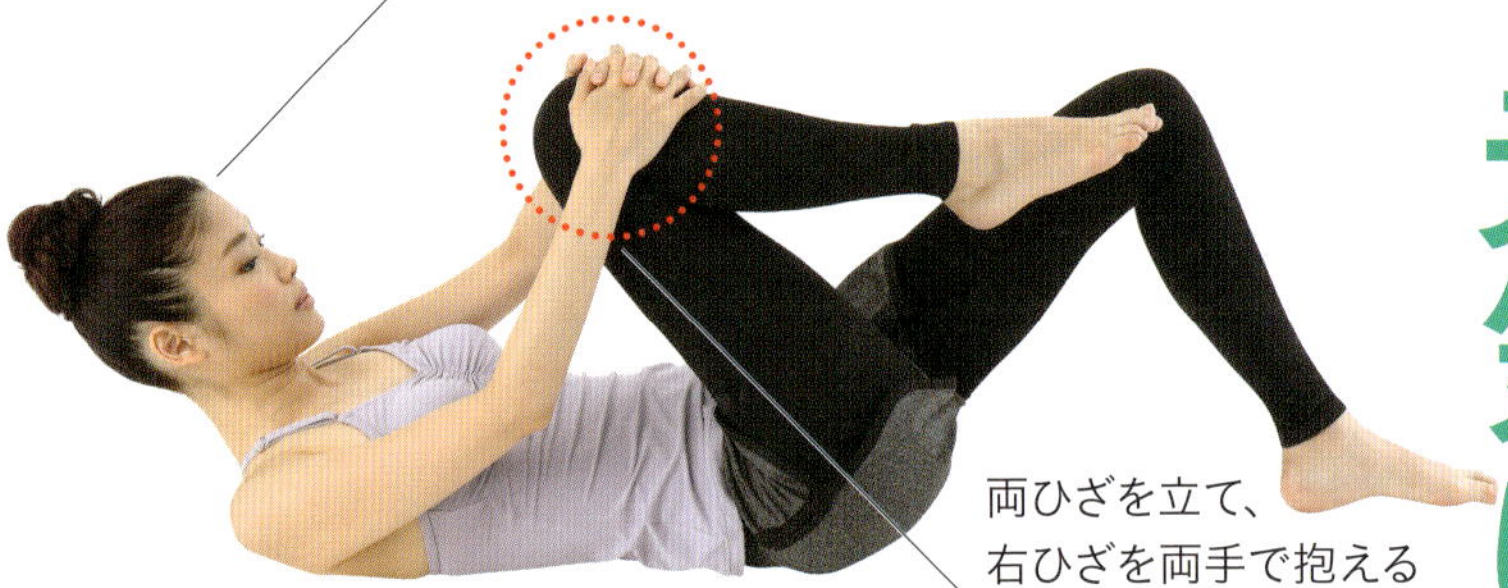

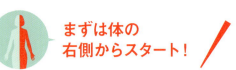

両ひざを立て、右ひざを両手で抱える

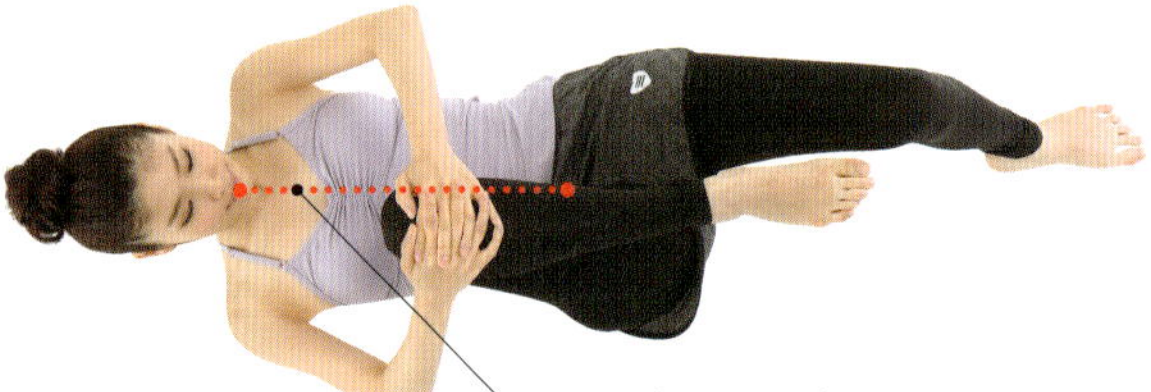

鼻すじと内ももが一直線上になるように

骨盤を上下に動かして骨盤を閉め、体を元気にする体操です。背中がまっすぐに伸びるので、背筋に効くほか、背骨から骨格全体も整っていきます。肩に力が入りやすいので、力を抜くのがコツ。骨盤体操を始める前に、自分の体がまっすぐかどうか、確認することも忘れずに。

1.「息を吸って」右ひざを胸に引き寄せる

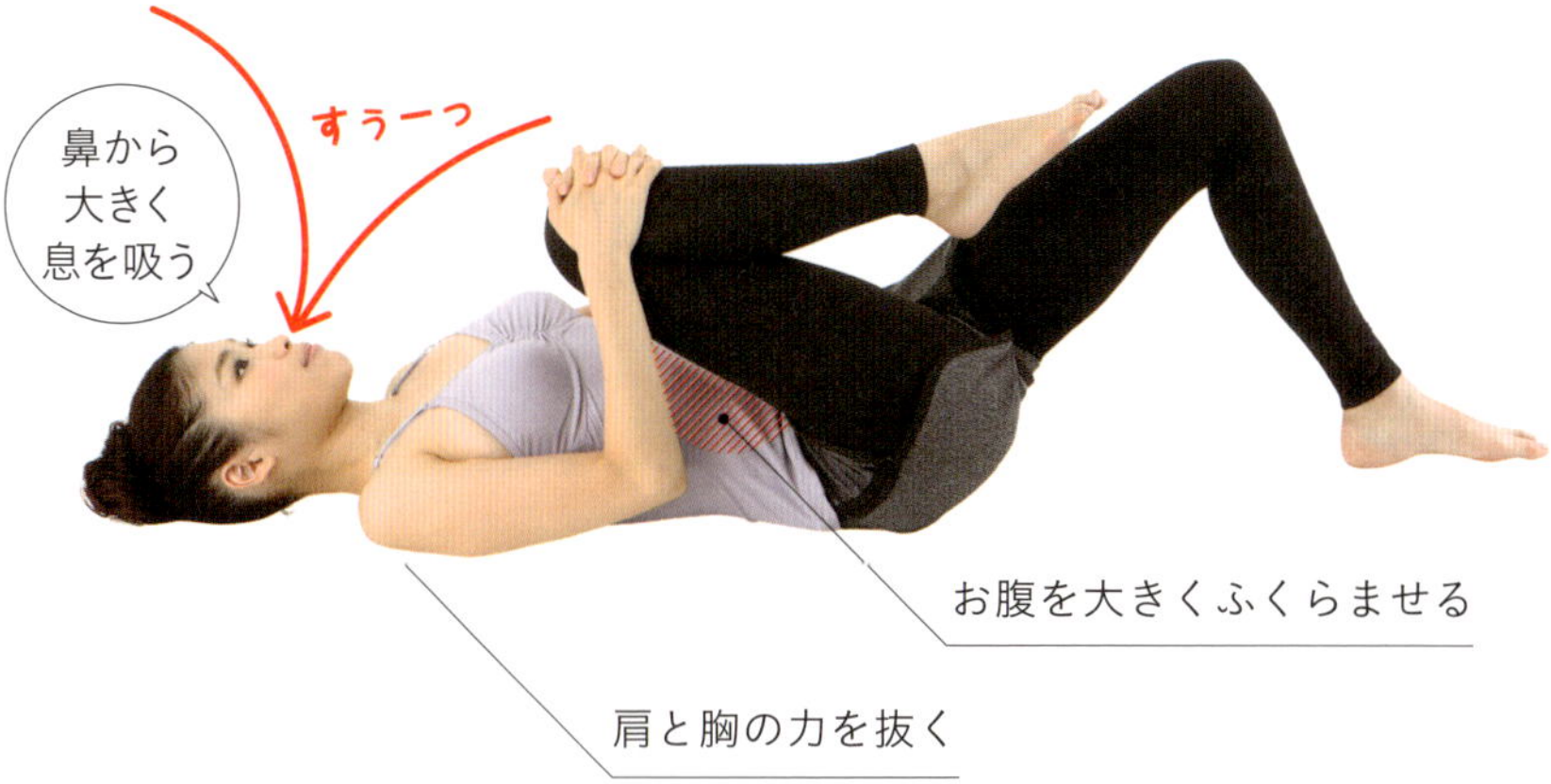
鼻から
大きく
息を吸う
すぅーっ
お腹を大きくふくらませる
肩と胸の力を抜く

2.「息を吐いて」右ひざを胸にキープ

吸って
吐いて
2回

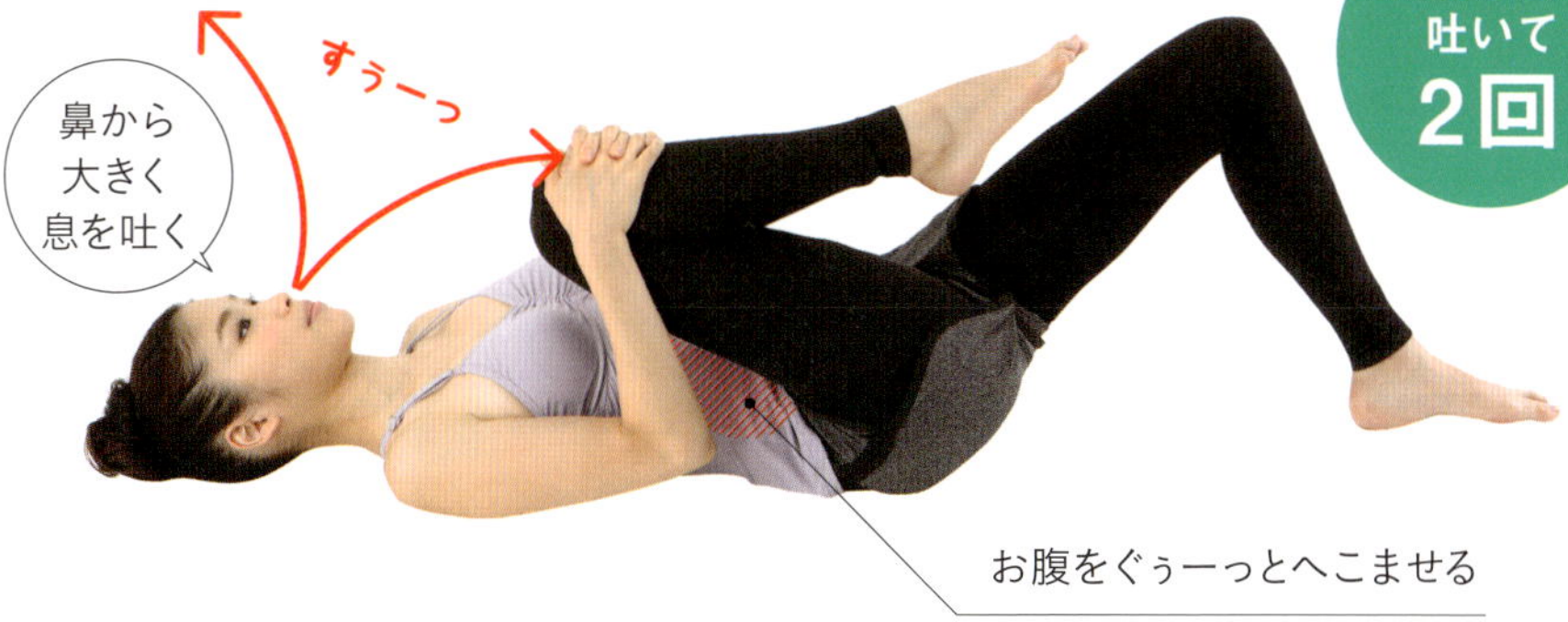

このままSTEP2へ

骨盤を開いてリラックスさせます

0. あおむけになり体がまっすぐか確認

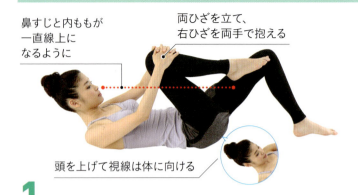

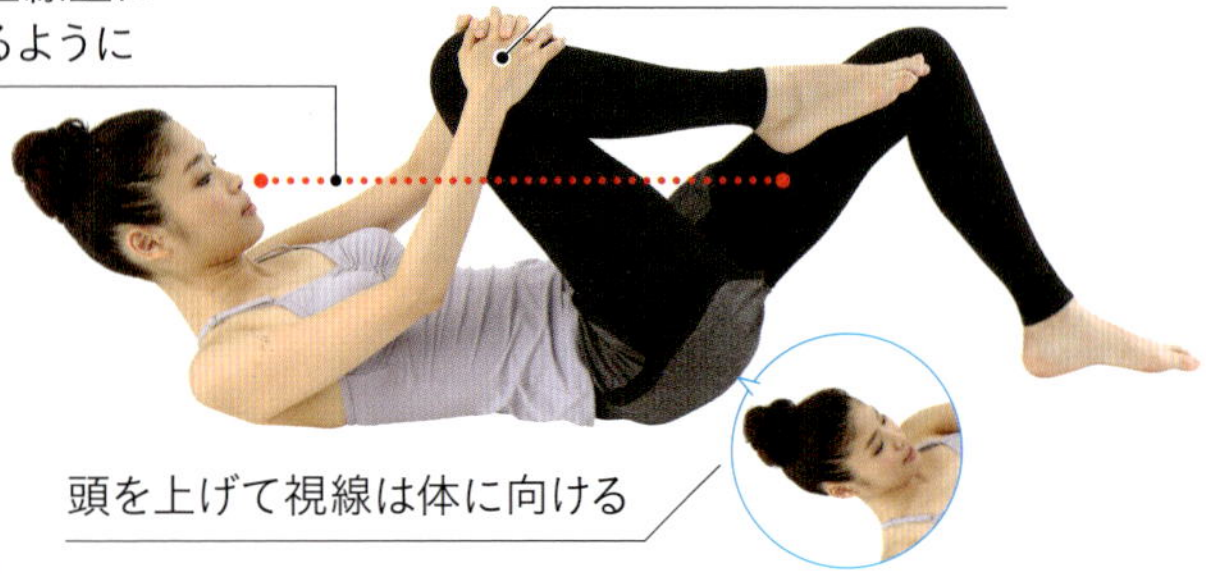
鼻すじと内ももが
一直線上に
なるように
両ひざを立て、
右ひざを両手で抱える
頭を上げて視線は体に向ける

1. 「息を吸って」右ひざを真横に開く

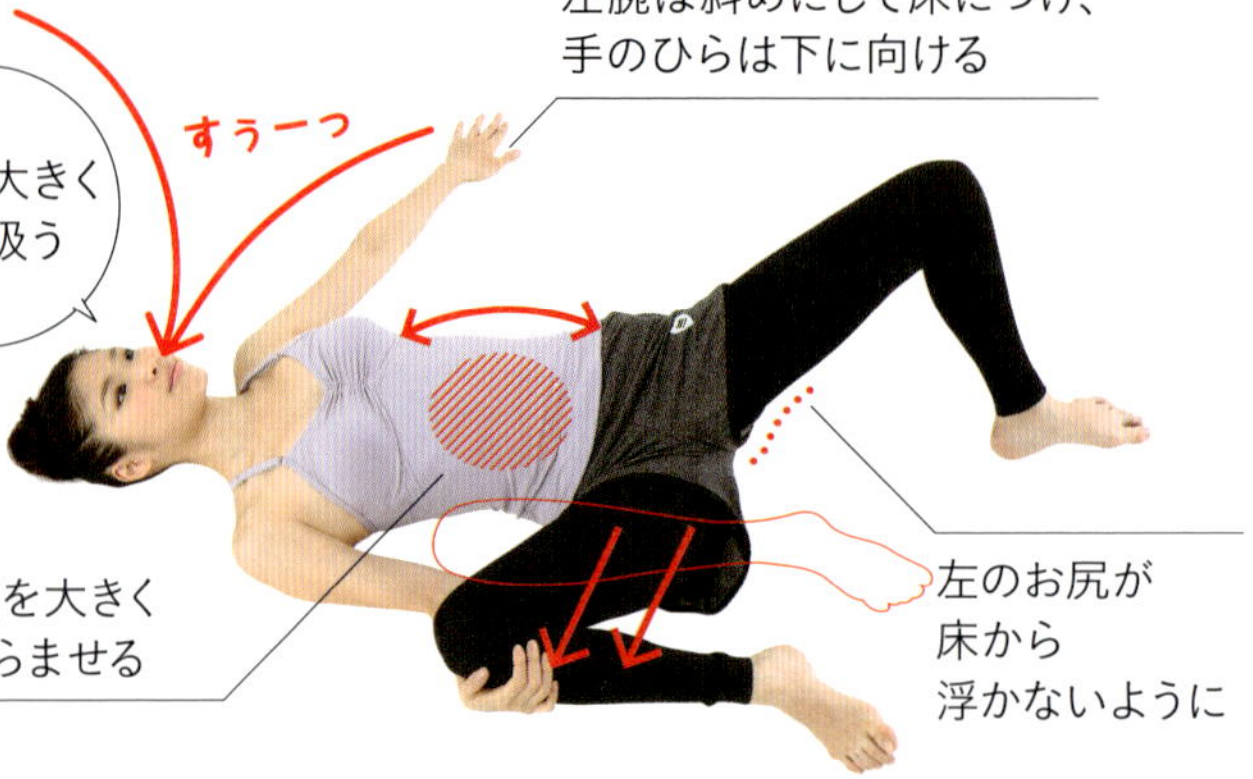
左腕は斜めにして床につけ、
手のひらは下に向ける
すぅーっ
鼻から大きく
息を吸う
お腹を大きく
ふくらませる
左のお尻が
床から
浮かないように

骨盤を後方に開いてゆるめ、リラックスさせる体操です。骨盤を閉めることは大切ですが、閉めすぎると骨盤の動きが悪くなってしまうため、ときにはゆるめる必要があります。産後6ヶ月以内の方は、元々骨盤が開いているので、STEP2、3は省いてください。

2. 「息を吐いて」右ひざを真横にキープ

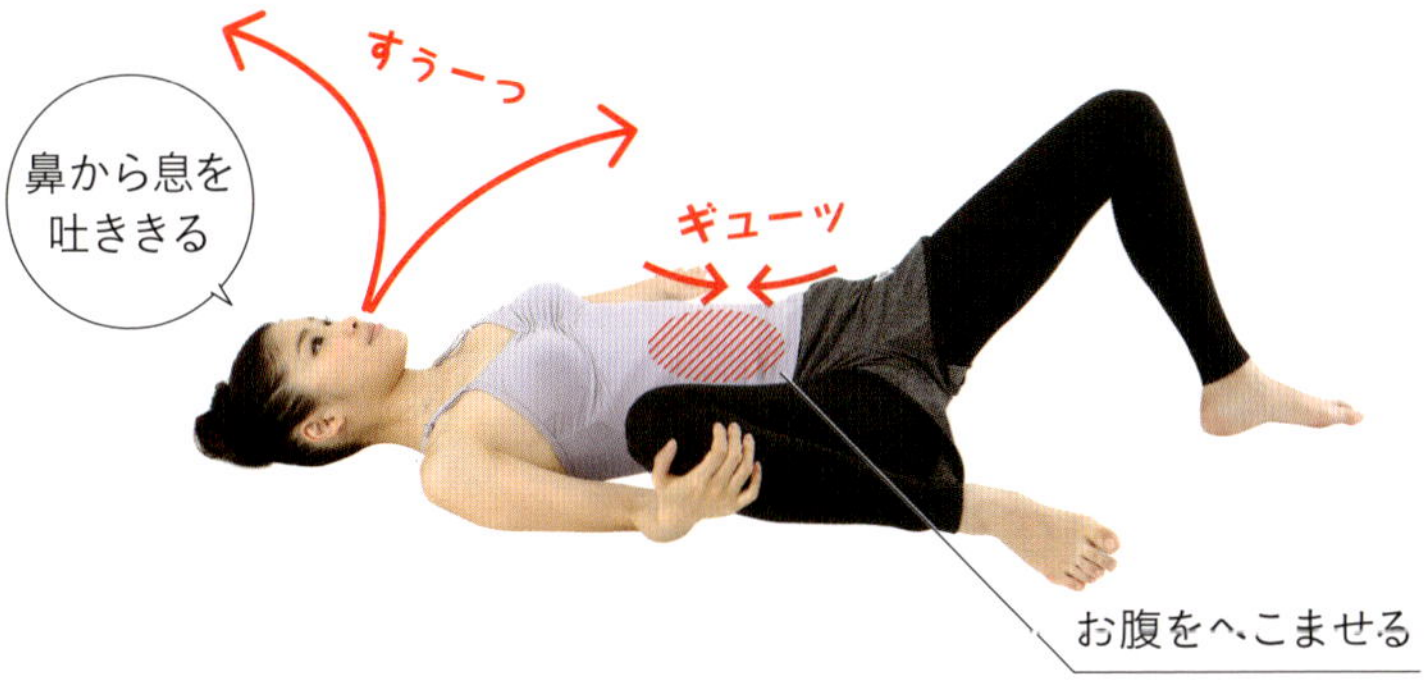
鼻から息を
吐ききる
すぅーっ
ギューッ
お腹をへこませる

3. 「息を吸って」右ひざをわきに引き寄せ、「息を吐いて」キープ

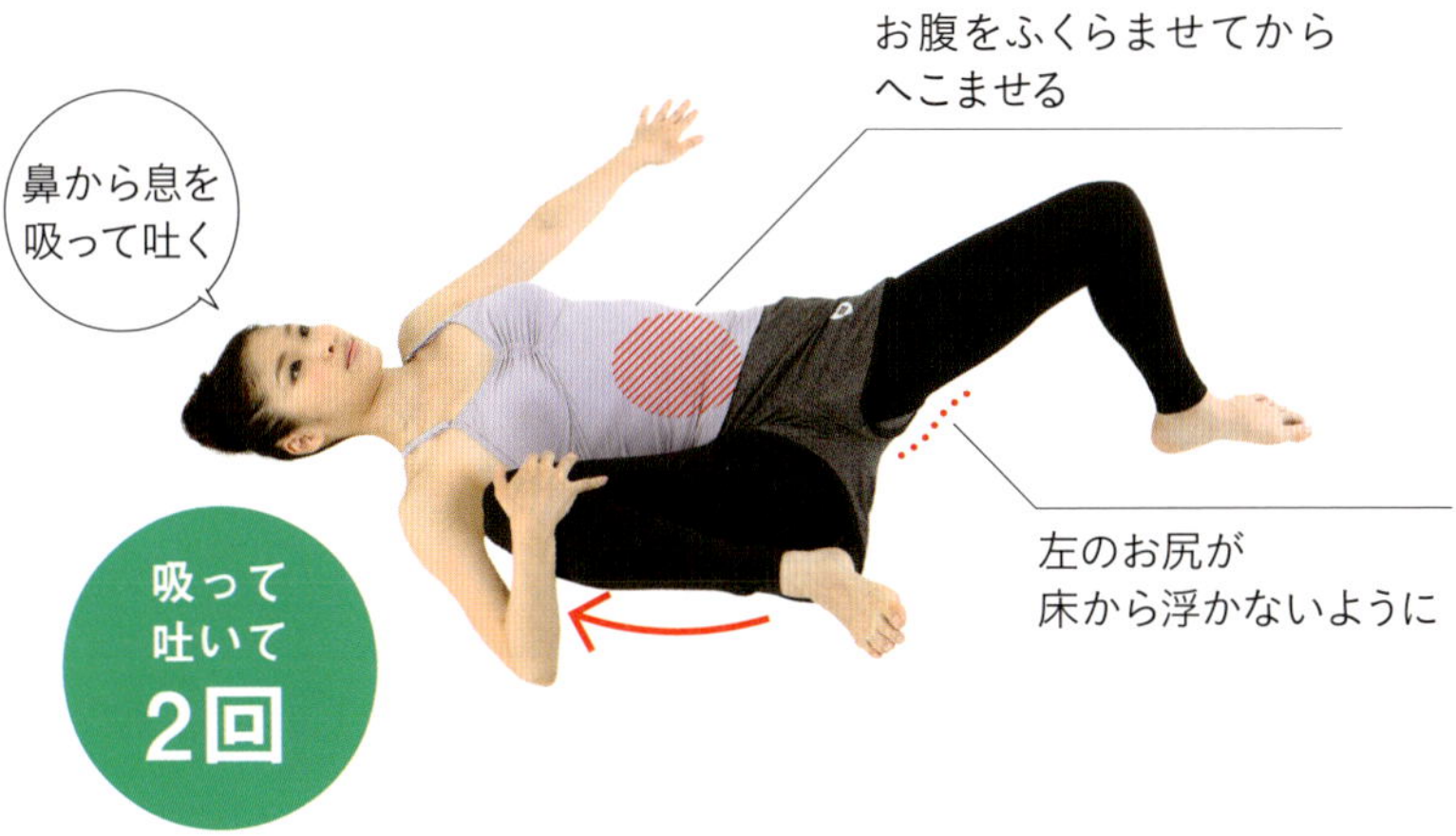
お腹をふくらませてから
へこませる
鼻から息を
吸って吐く
左のお尻が
床から浮かないように
吸って
吐いて
2回

4. 足を元の位置に戻す

Pelvis Exer.

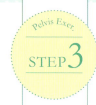

STEP 3

骨盤を前方に動かして肩こりをほぐします

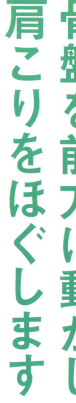

骨盤を前方に動かして、骨盤の動きをよりなめらかにする体操です。骨盤を前方に動かしながら、腕を大きく回すことで、つらい肩こりを解消。二の腕がしっかり伸びるほか、肩甲骨も動かすので、二の腕や肩、背中まわりもスッキリシェイプします。

0. あおむけになり体がまっすぐか確認

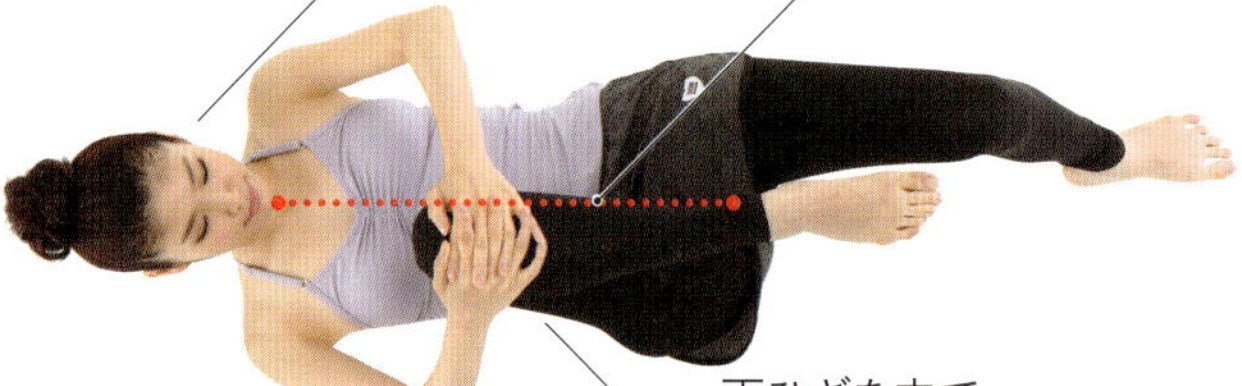
頭を上げて視線は体に向ける
鼻すじと内ももが一直線上になるように
両ひざを立て、右ひざを両手で抱える

1. 「息を吸いながら」左手で右ひざを抱える

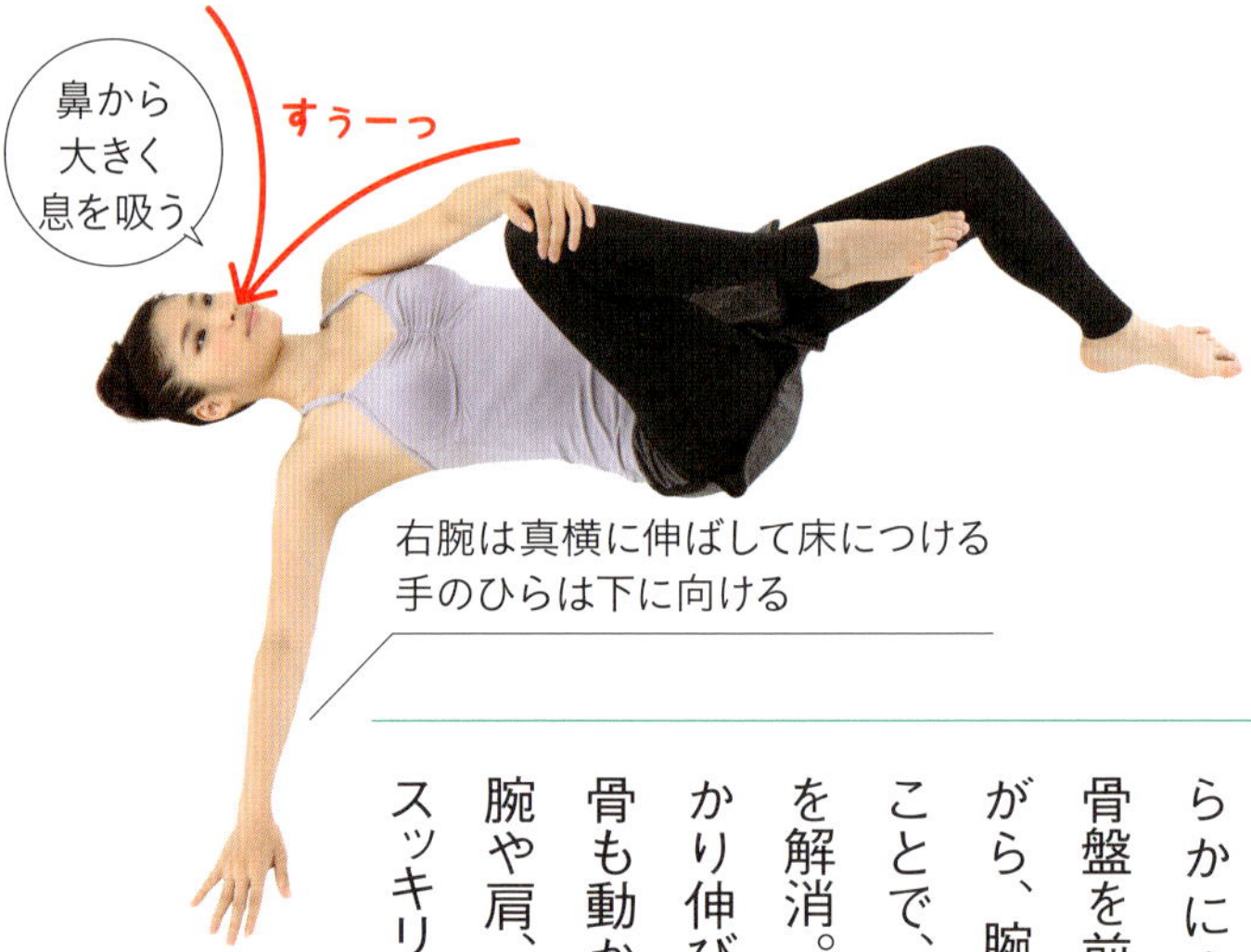
鼻から大きく息を吸う
すぅーっ
右腕は真横に伸ばして床につける
手のひらは下に向ける

2.「息を吐きながら」両ひざを左側に倒す

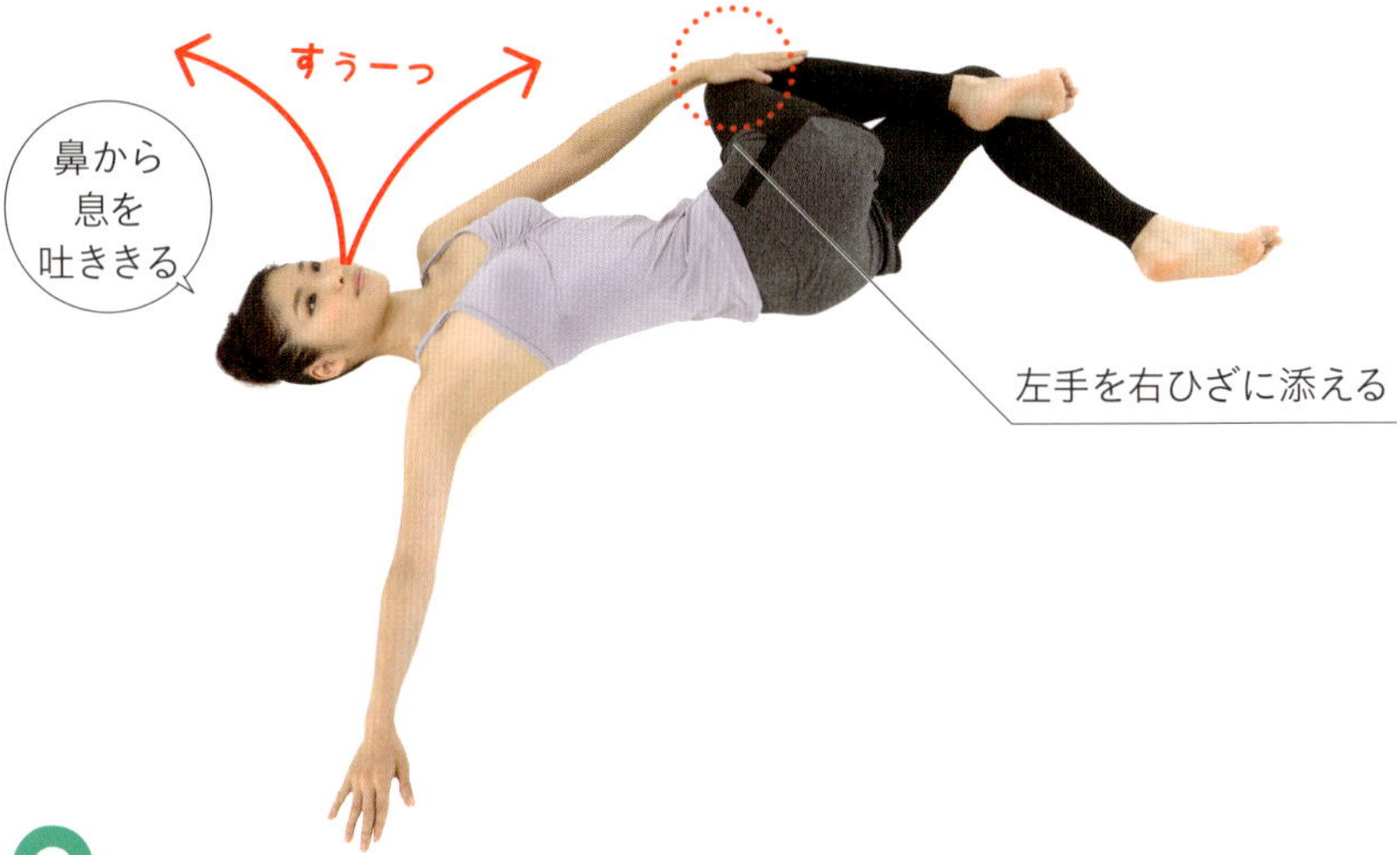
すぅーっ
鼻から
息を
吐ききる
左手を右ひざに添える

3. 大きな円を描くように右腕を回す

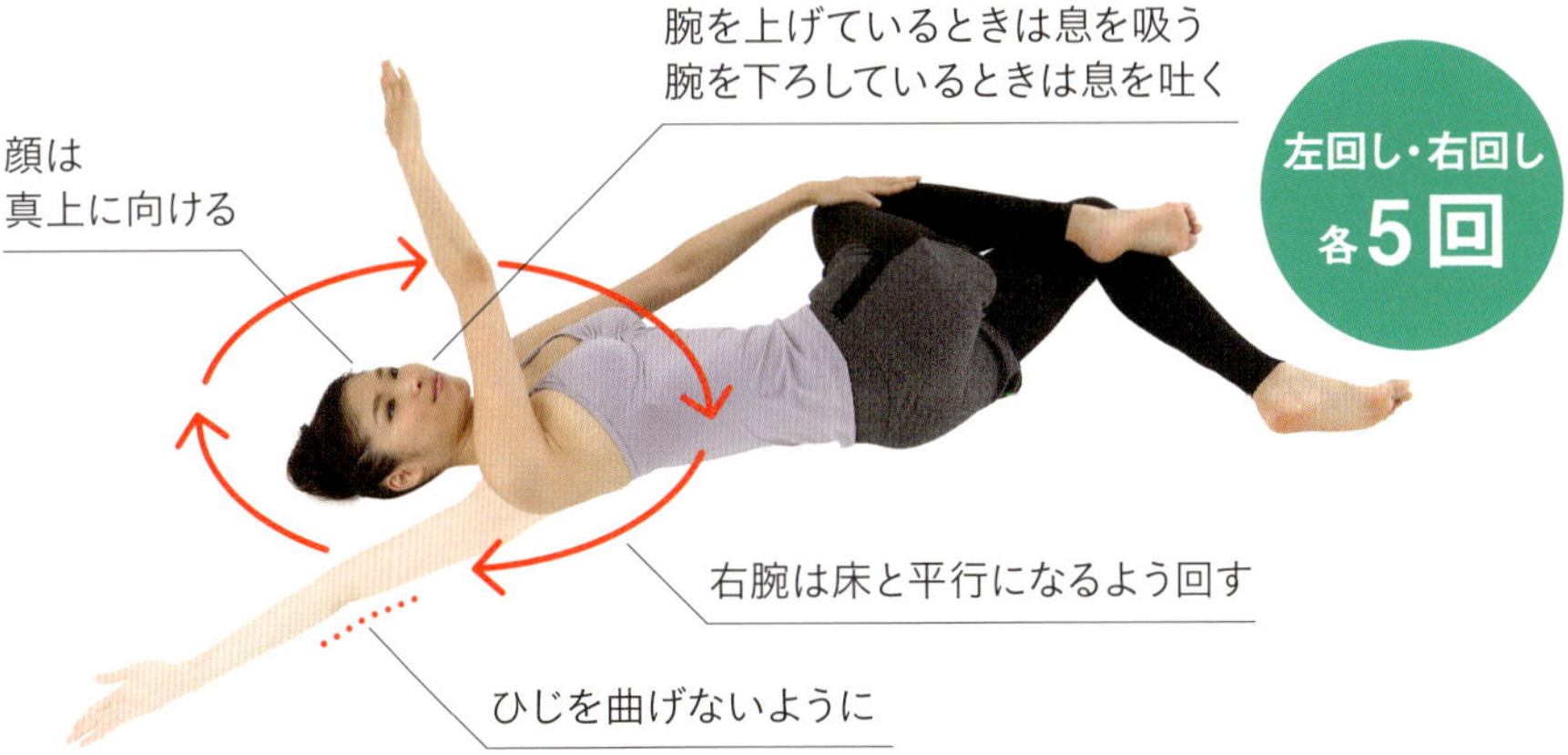
腕を上げているときは息を吸う
腕を下ろしているときは息を吐く
顔は
真上に向ける
左回し・右回し
各5回
右腕は床と平行になるよう回す
ひじを曲げないように

このまま STEP4 へ

Pelvis Exer.
STEP 4

ウエストのくびれをつくります

1.「息を吸いながら」右手を斜め上に伸ばす

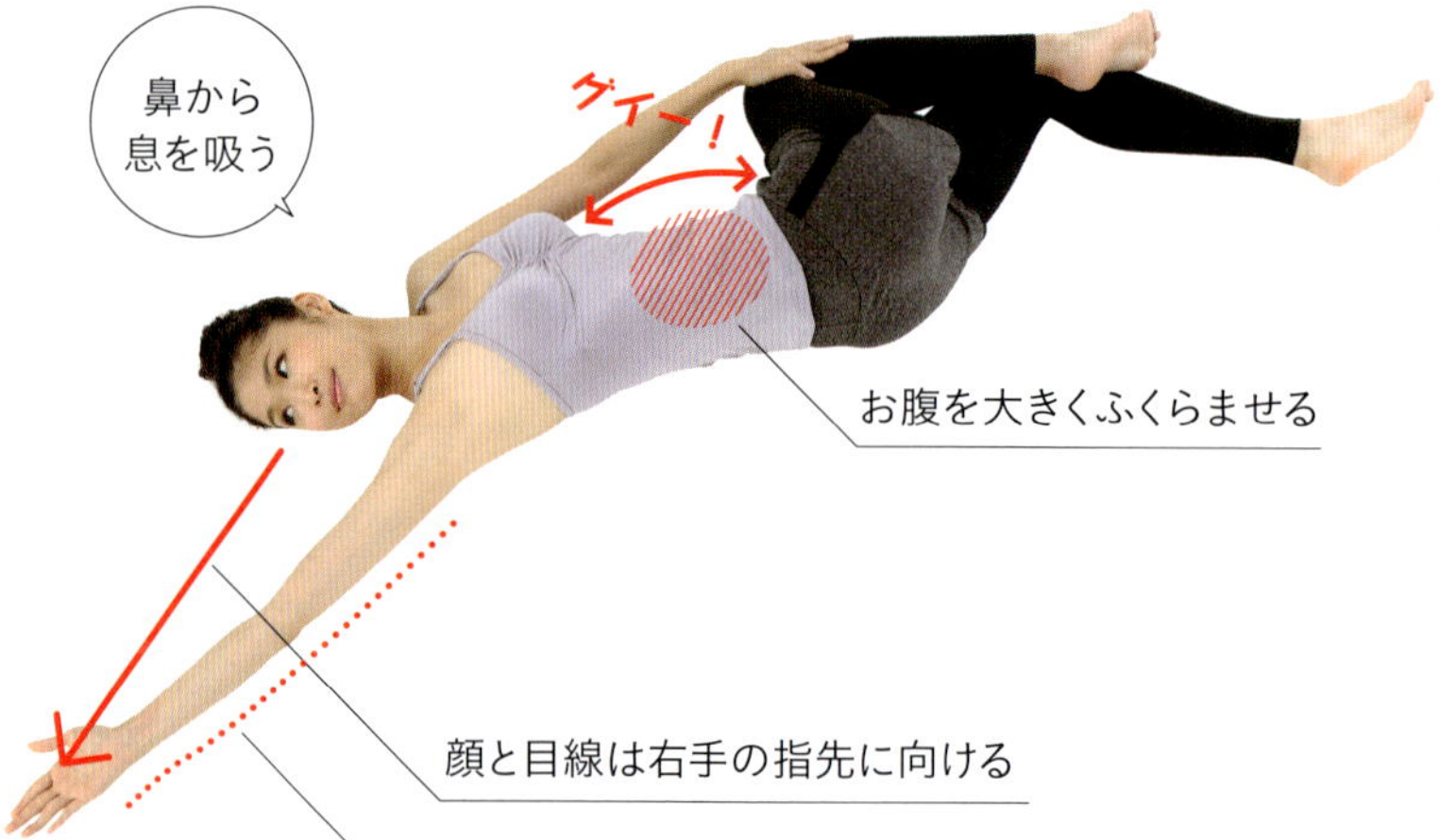
鼻から
息を吸う
グイー！
お腹を大きくふくらませる
顔と目線は右手の指先に向ける
右腕を床につける

体を斜めに伸ばしてひねることで、ウエストのくびれをつくり、お腹まわりをスッキリ引き締める体操です。骨盤は、正しい位置にキュッと引き上げていきます。バストアップ効果も高いので、しっかり伸びていきましょう。

2.「息を吐きながら」そのまま体を斜めに伸ばす

吸って
吐いて
2回

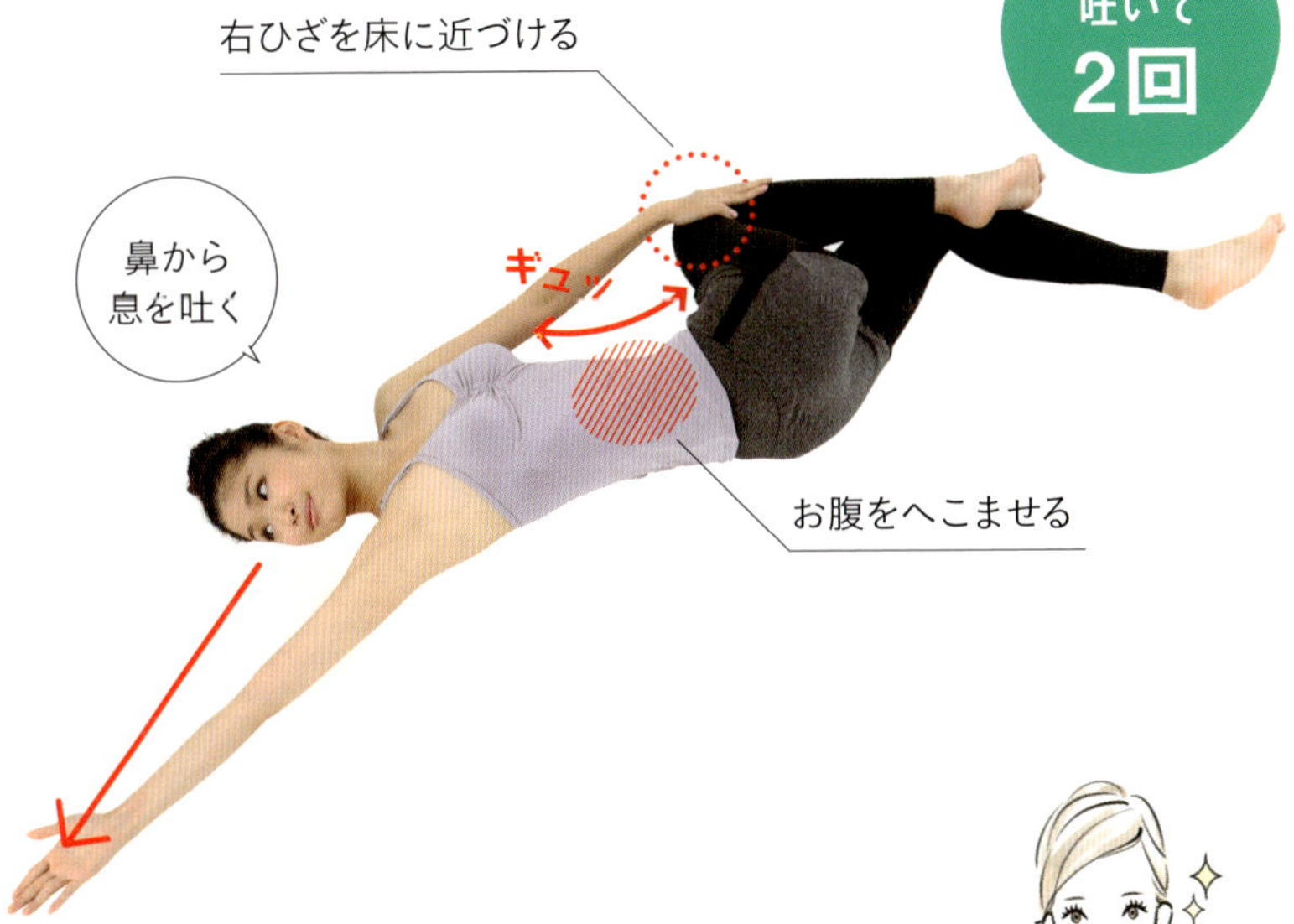
右ひざを床に近づける
鼻から
息を吐く
ギュッ
お腹をへこませる

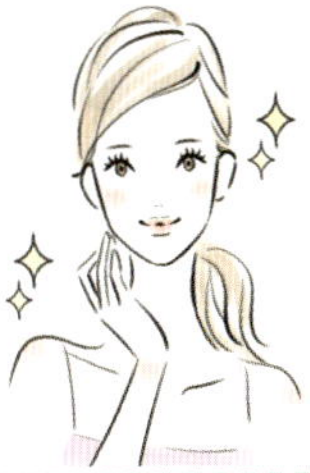

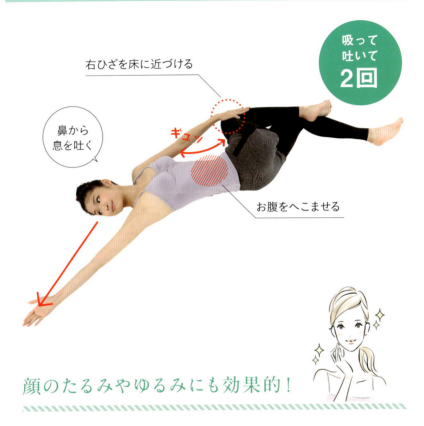

顔のたるみやゆるみにも効果的！

実はこのエクササイズの指先を見る動作をしっかり行うことで、顔全体が引き締まって上がる、リフトアップ効果もあります。普段から、顔まわりのたるみやゆるみが気になっている方にもおすすめです。また、詰まりがちなわきのリンパの流れがよくなるので、つらい肩こりや首こりも軽減。わきのリンパの流れが促されると、顔の血色もよくなるので、肌のトーンが明るくなります。

Pelvis Exer.

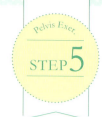

STEP 5

足のむくみをとります

0. あおむけになり体がまっすぐか確認

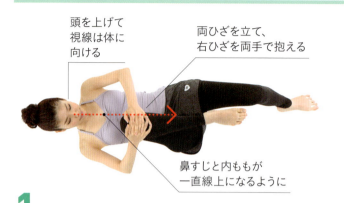

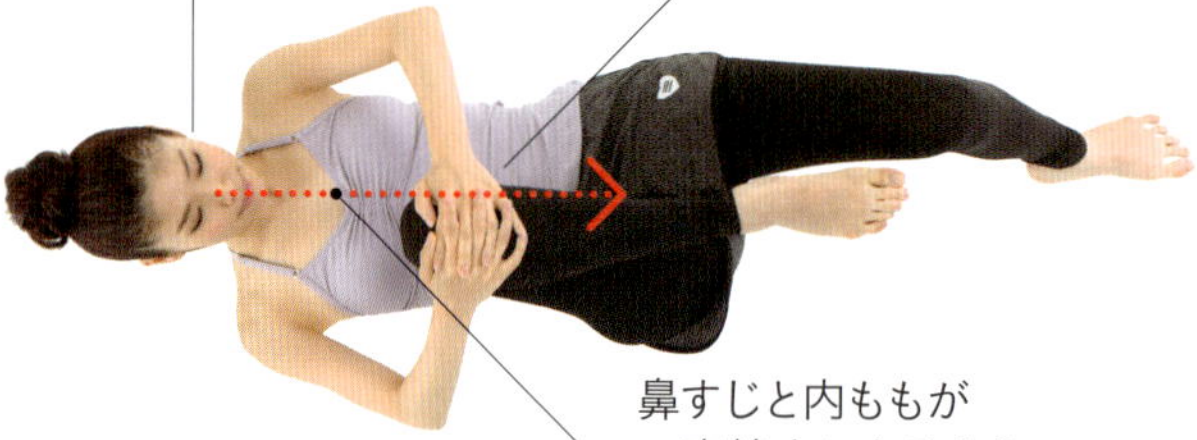

頭を上げて
視線は体に
向ける
両ひざを立て、
右ひざを両手で抱える
鼻すじと内ももが
一直線上になるように

1. 手のひらを下に向け、両手を真横に開く

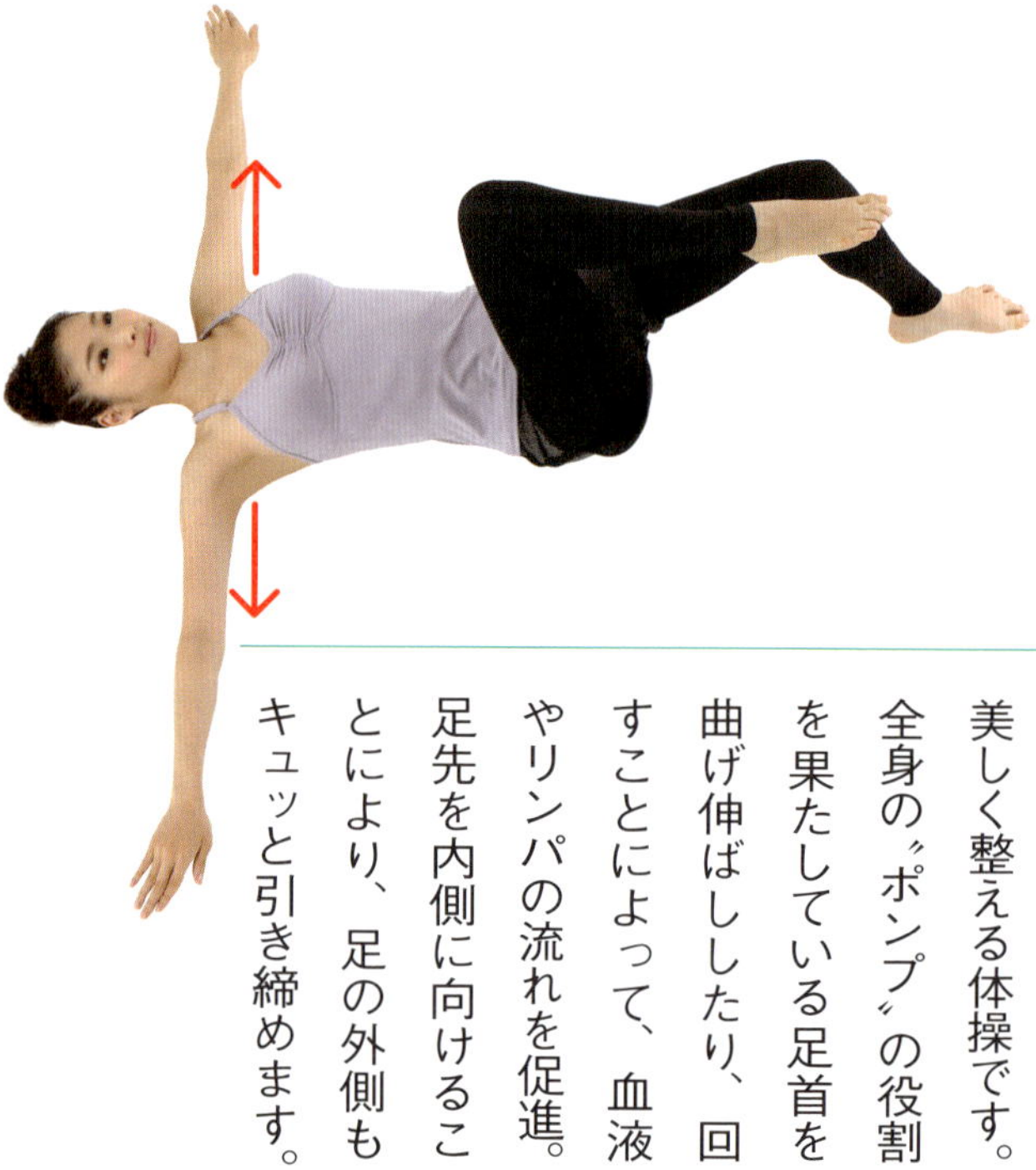

足のむくみをとって、レッグラインを細く美しく整える体操です。全身の〝ポンプ〟の役割を果たしている足首を曲げ伸ばししたり、回すことによって、血液やリンパの流れを促進。足先を内側に向けることにより、足の外側もキュッと引き締めます。

2. 右足を天井に突き上げ、足首を曲げ伸ばしする

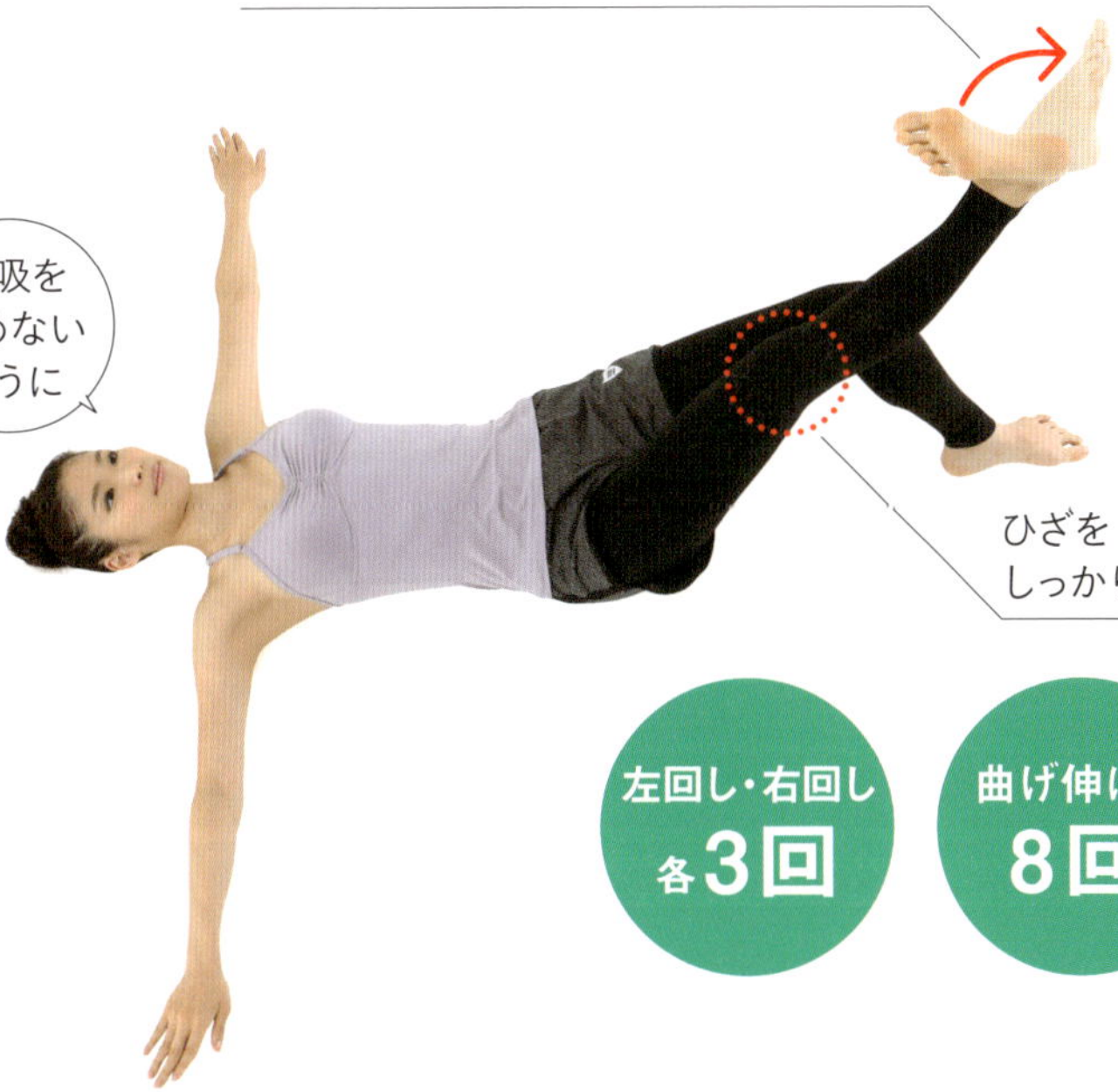
足首を曲げ伸ばししたあと、左右に回す
呼吸を止めないように
ひざをしっかり伸ばす

左回し・右回し 各3回

曲げ伸ばし 8回

3. 右の足先を内側に向ける

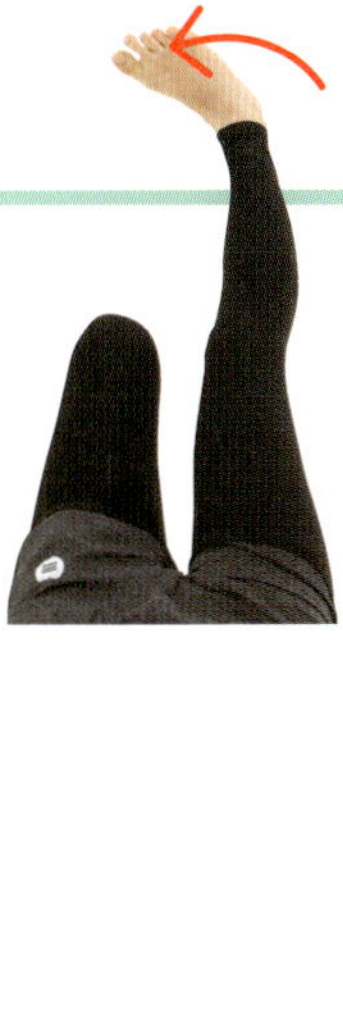

このまま STEP6 へ

Pelvis Exer.

STEP 6

まっすぐ伸びてスレンダーな体へ

手先から足先まで上下に伸ばすことで、全身のストレッチを行い、ほっそりしたボディラインをつくります。骨盤は、本来あるべき正しい位置に矯正。ほどよく筋肉がつくので、基礎代謝もアップします。

1. 右手を頭上に伸ばし、右足を遠くに下ろす

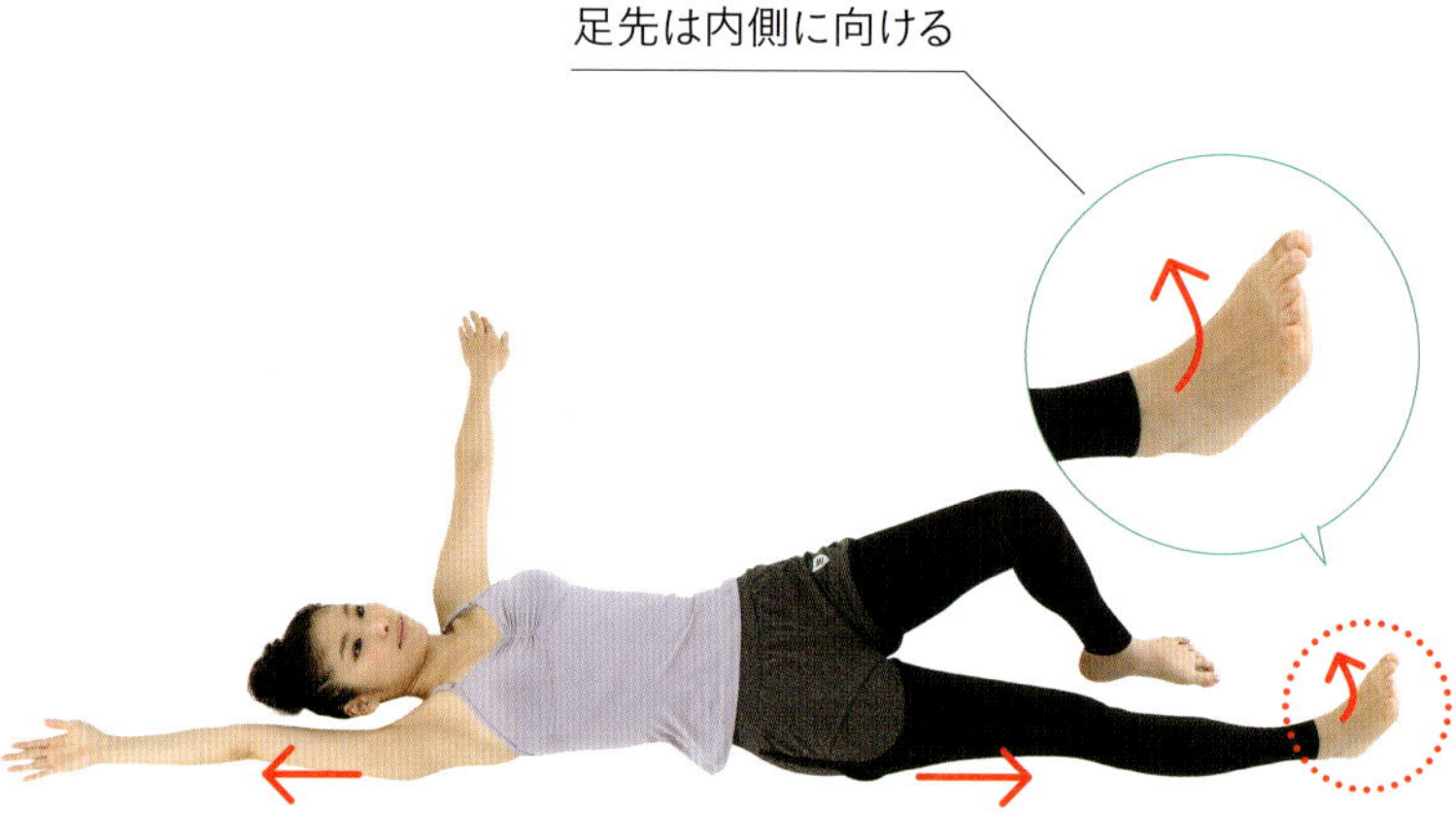

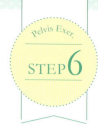

2.「息を吸って」右手、右足を上下に伸ばす

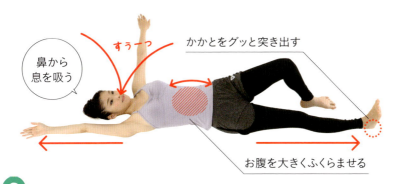

3.「息を吐いて」そのまま5秒間上下に伸び続ける

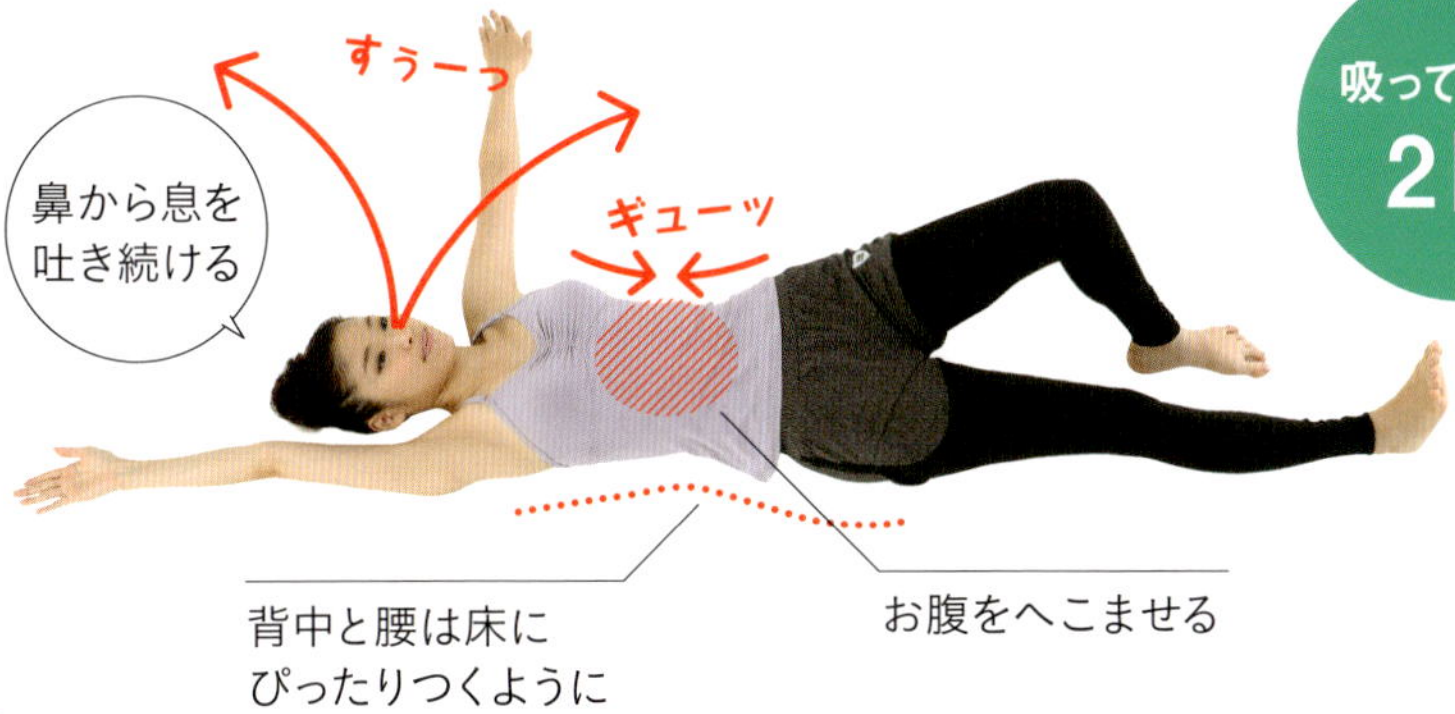

吸って吐いて 2回

4. 姿勢を元に戻してリラックス

体の右側は終了です。次のページで驚きの左右差をチェック！

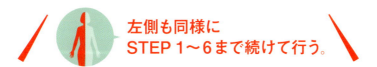

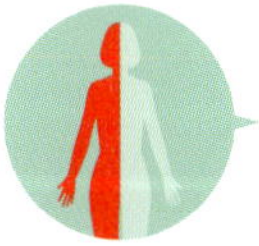

左側も同様に
STEP 1〜6まで続けて行う。

右側の骨盤体操が終わった後、体の左右差をしっかり感じてみましょう。
左側も終えた後の左右が整った体も確かめて。

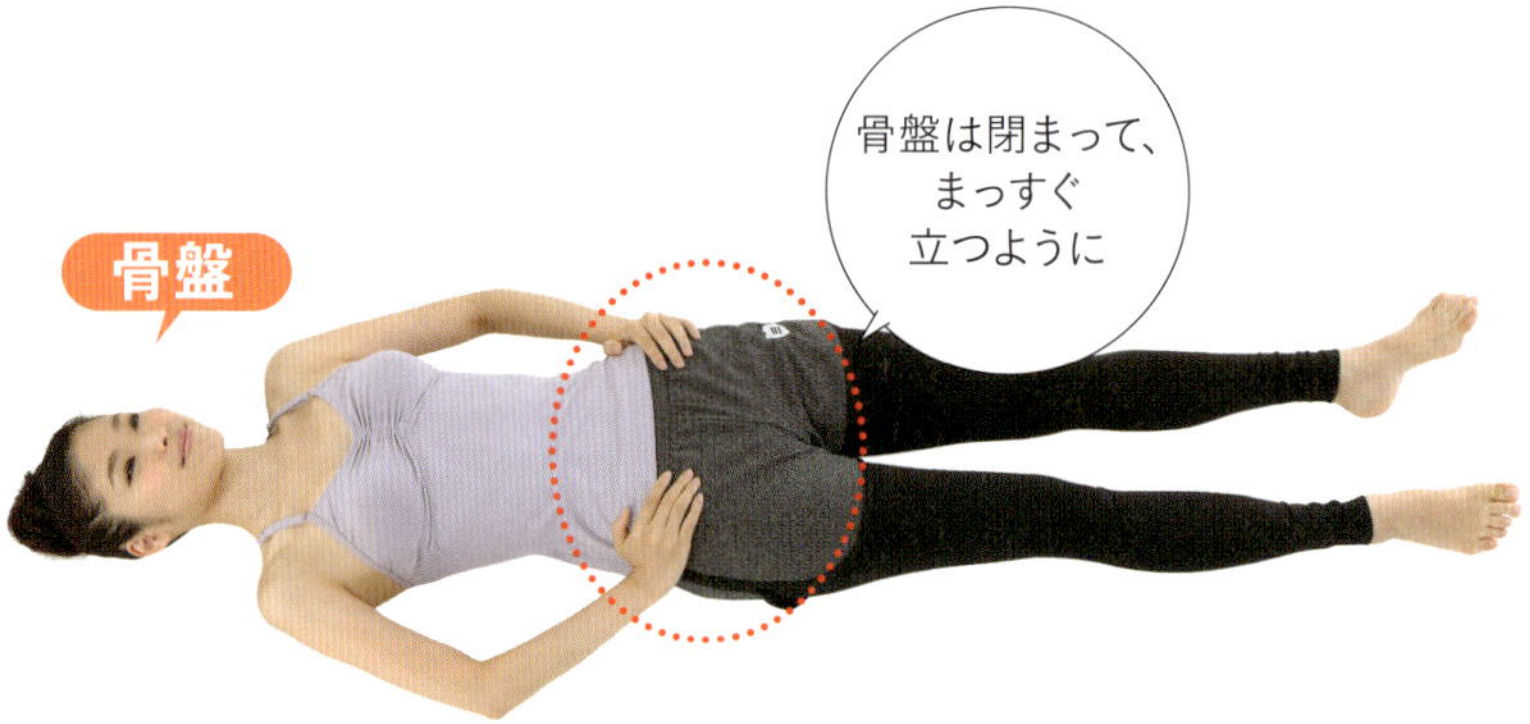

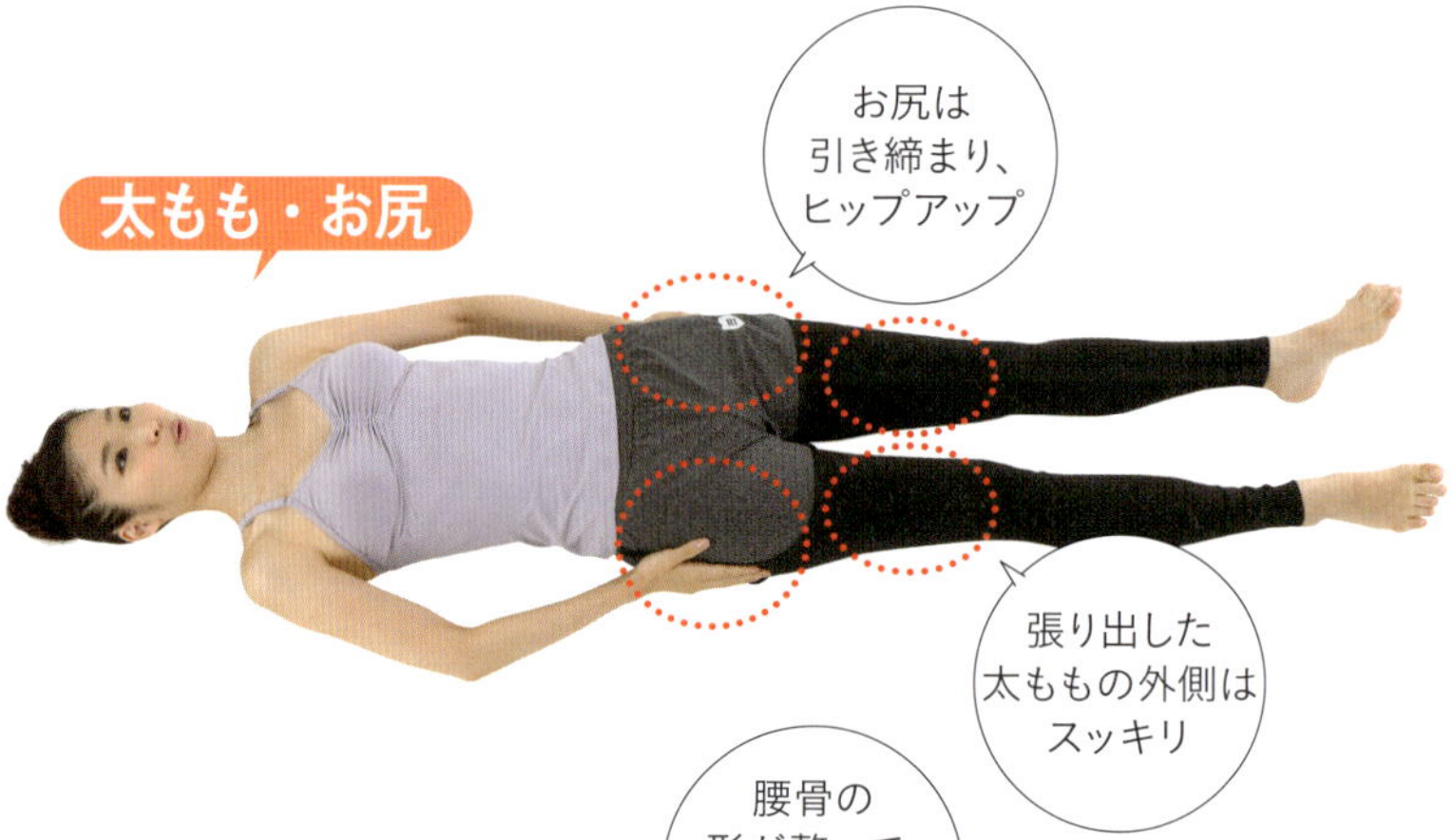

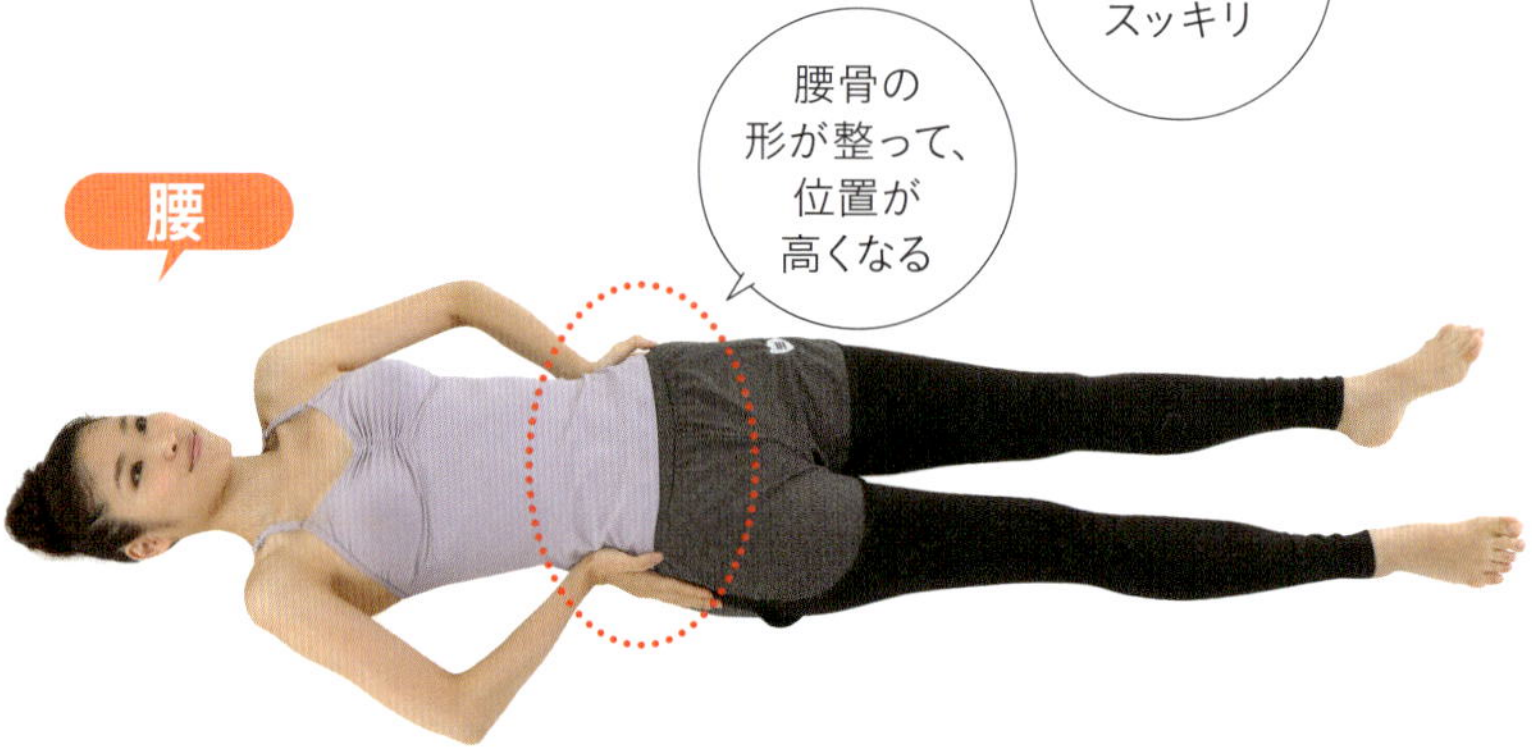

スッキリ様でした！

自分の体を触ってみましょう

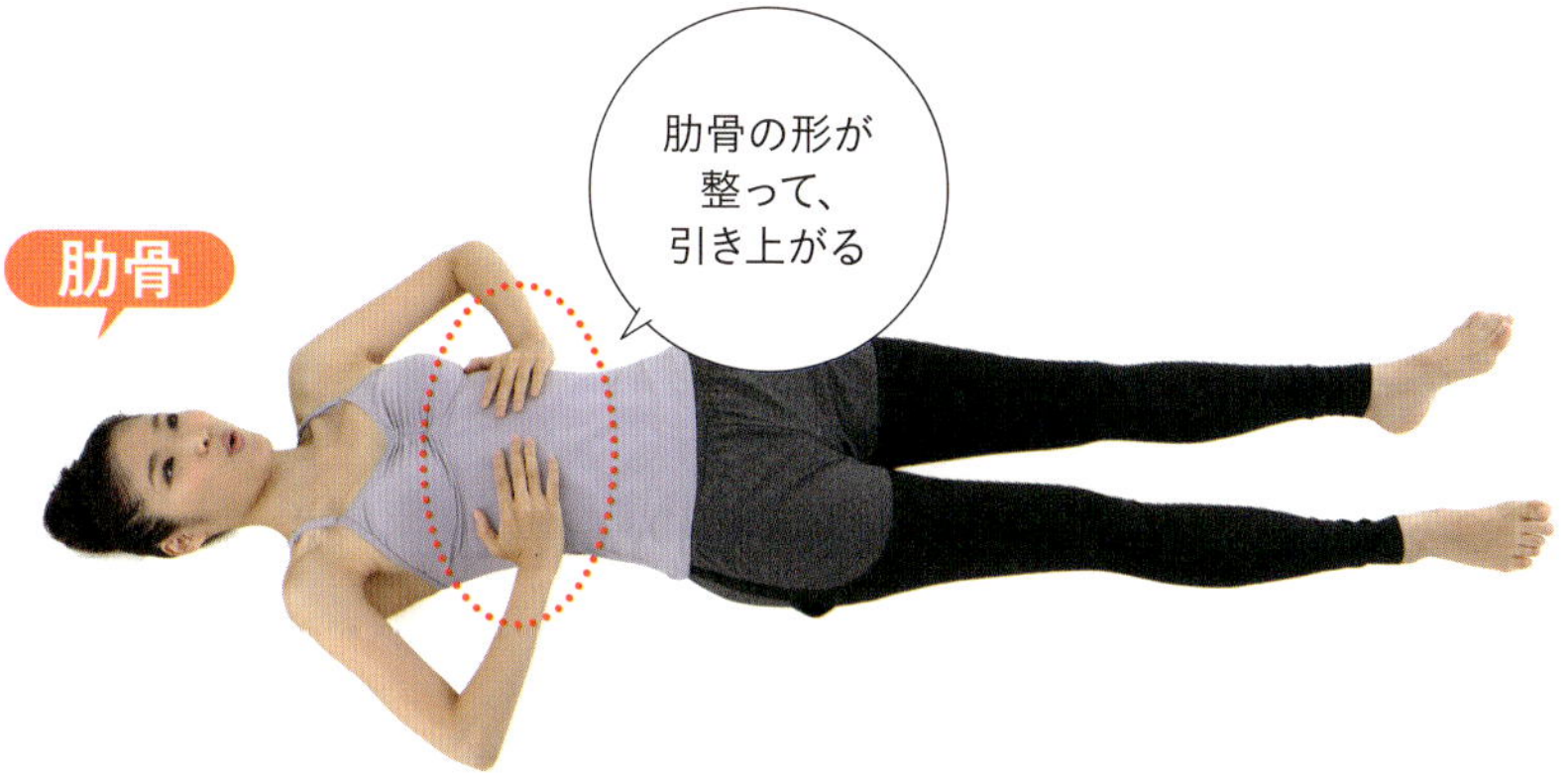

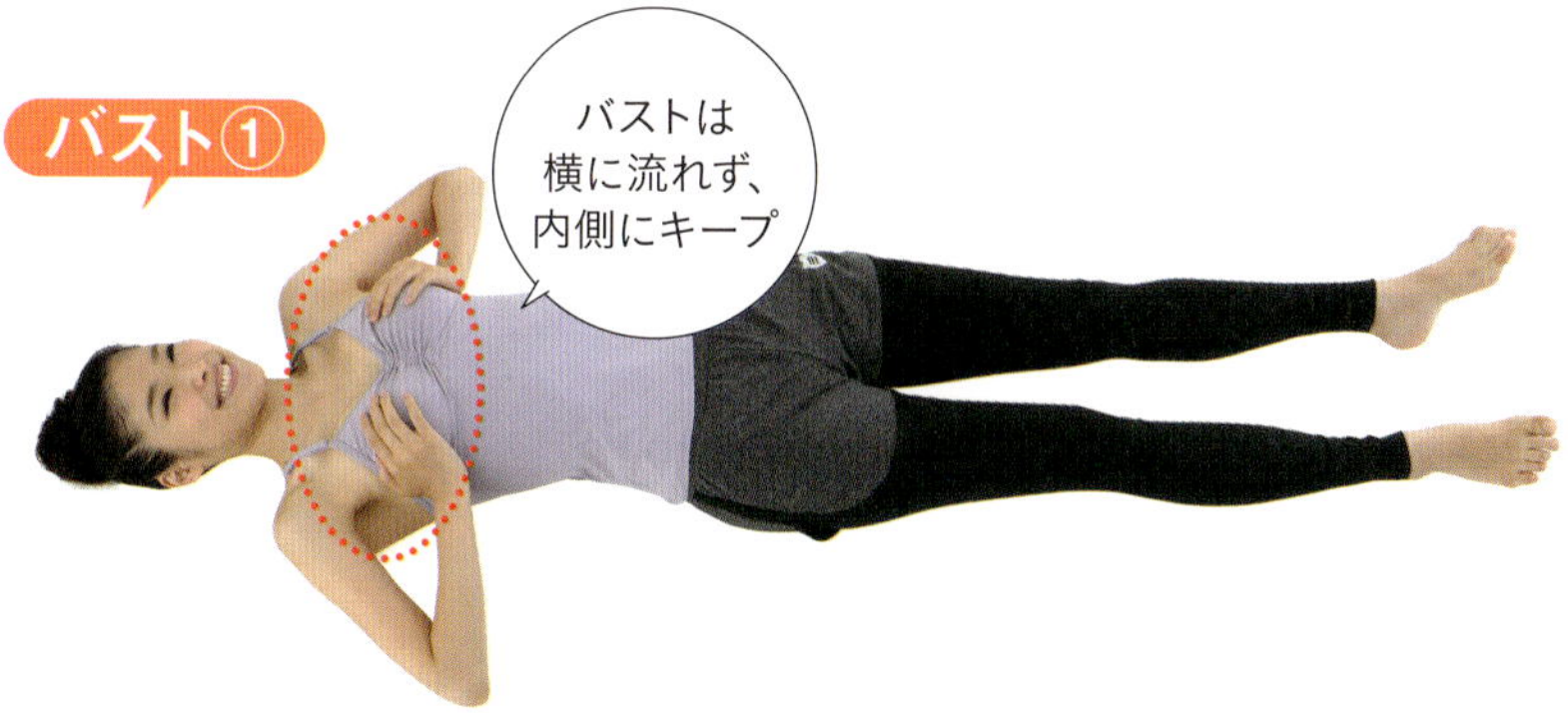

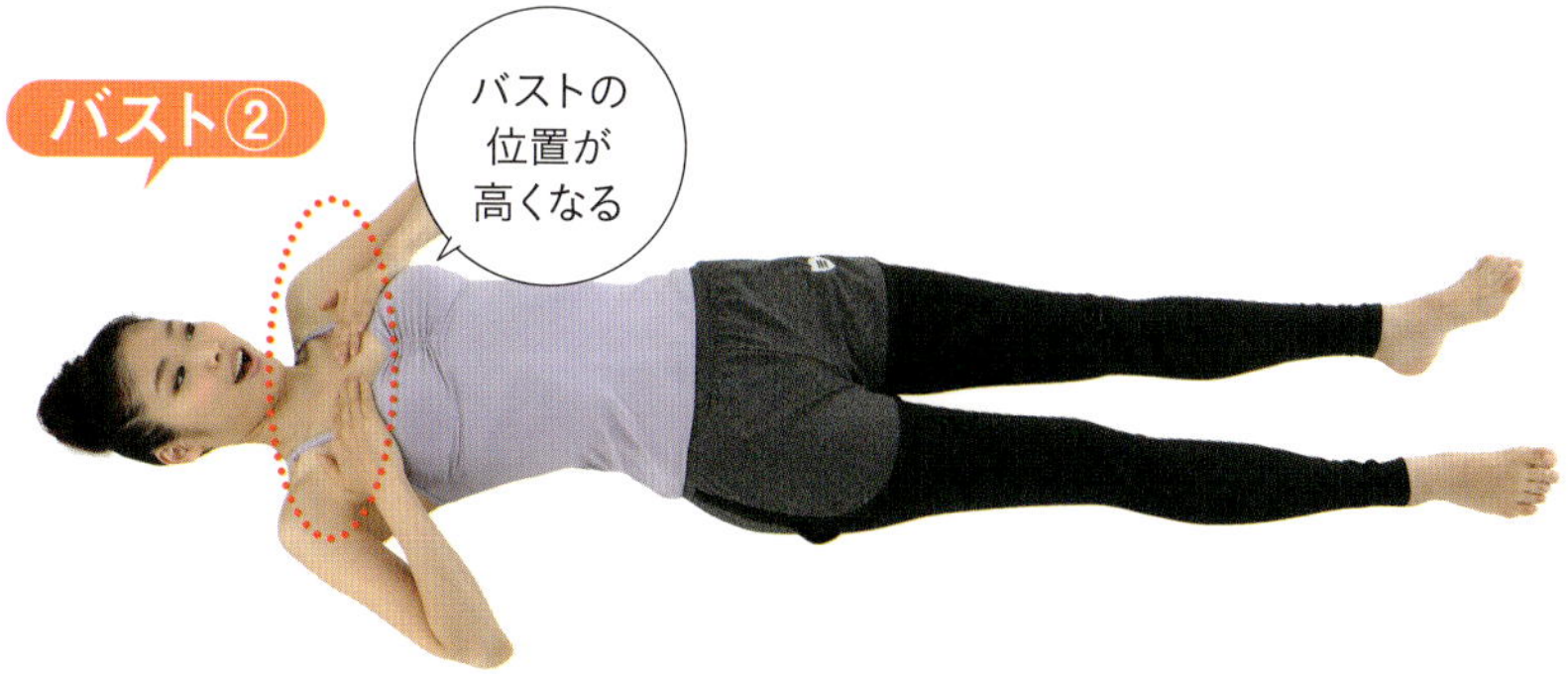

Column 02

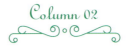

恋愛や結婚、人間関係も上手くいく！

ピルビスエクサは、お腹や足は細く引き締まり、胸やヒップも引き上がって女らしい体型になれます。顔もむくみがとれて、リフトアップ。目尻は上がって、くぼんでいた目がパッチリと大きくなります。首の前傾や猫背などの悪い姿勢も一気に改善。すると、見た目年齢が10歳は若返って見えるのです。

ピルビスエクサを始めてから、サロンから駅まで歩く5分の間にナンパされる48歳の女性。飲み会の席で声をかけられて、いい人と結婚した43歳の女性など、「彼氏ができた」「結婚できた」といううれしいご報告は、たくさんいただいています。

私自身もピルビスエクサを始めてから、10歳年下の今の夫と出会い、44歳のときに再婚しました。

ピルビスエクサは、不安や焦り、イライラが消え、心が落ち着いて、人の話がじっくり聞けるようになります。メンタル面もよくなるので、恋愛や結婚、人間関係なども上手《うま》くいくようになるのです。

Exercise 04

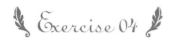

これだけで
体が変わる習慣

ダイエット時の朝食は大事です

ダイエットを成功させるために、とても大事なのが朝食です。**朝食時の体は、前日の夕食から半日近く時間が経《た》っているので、いわゆる〝プチ断食明け〟といってもいい状態。**

〝プチ断食明け〟の、体が食べたものを吸収しやすいときに、いったい何を食べるかは非常に大事なのです。

基本的に朝は、寝ている間に消化吸収されたものの老廃物を排泄する時間です。体が排泄に適した時間帯だからこそ、体内にある酵素は、食物の消化吸収ではなく、老廃物の排泄に使いたいもの。

そこで、朝食には酵素をたくさん含んでいる、生の野菜やフルーツを摂《と》るように心がけましょう。私自身は、生野菜とフルーツ、大豆酵素などで作った、ジュースを毎朝飲むようにしています。

さらに、朝食には和食をおすすめしています。酵素をたっぷりと含む、納豆や味噌汁などの発酵食品を努めて摂るようにしてください。

あらかじめ、酵素を含んだ食物を摂ることで、体内の酵素が食物の消化吸収に使われることなく、排泄にまわります。毎日の朝食の内容次第で、ダイエットに必要不可欠な〝体の排泄力〟が高まるので、試してみてください。

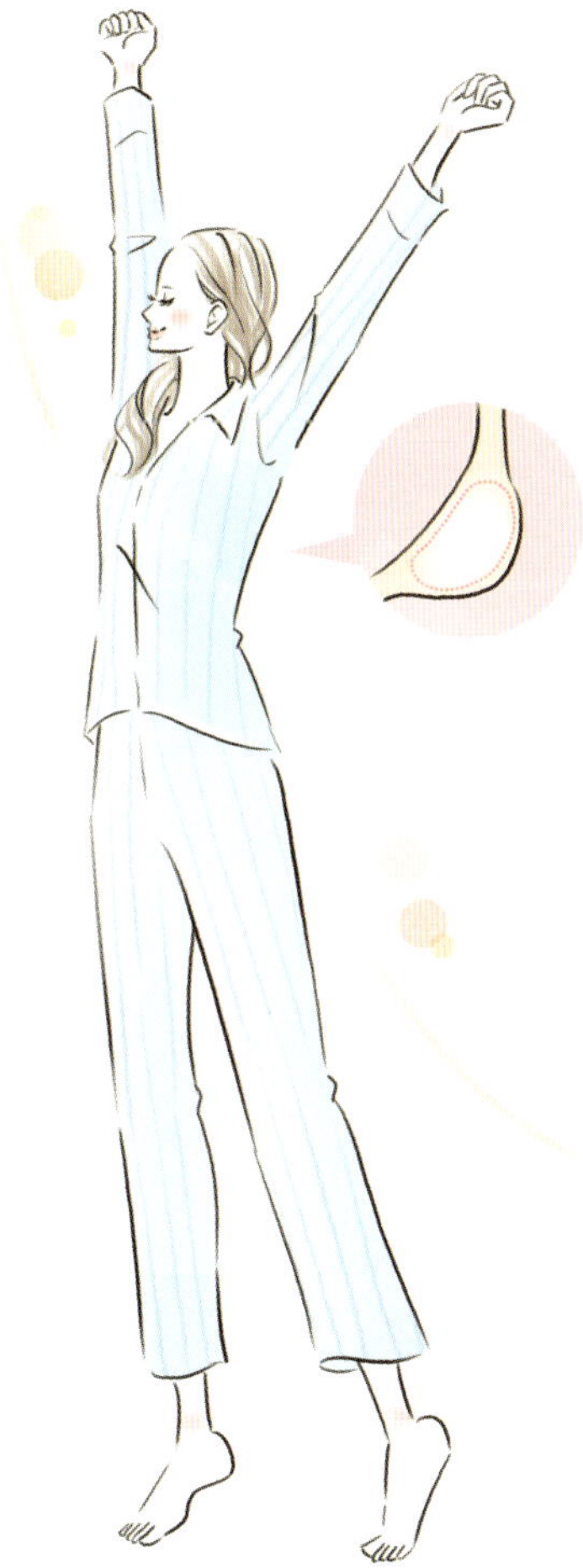

冷え解消には靴下ではなく、白湯と入浴を

万病のもとともいわれ、多くの人が悩んでいる体の冷え。冷えを少しでもやわらげようと、衣類をたくさん重ね着する方も多いのではないでしょうか。たとえば、重ね履きする冷えとり靴下。「外からいくら温めても、足先は冷えたまま」とおっしゃる方も少なくありません。そもそも、**体は芯から冷えているので、靴下をいくら重ねても、それは〝保温〟ではなく、〝保冷〟しているようなもの。**体自体は、温まらずに冷たいままです。よく誤解されがちですが、重ね着は根本的な冷え解消にはならないのです。

私が冷えを改善するために、おすすめしているのは白湯《さゆ》です。まずは、朝起きたときと夜寝る前に白湯を飲むようにしてください。特に朝は、体温が一番下がっている時間帯。朝から冷たいものを飲むと、元々低い体温がさらに下がってしまいます。できれば日中も、白湯を入れた水筒を持ち歩いて、水やお茶、コーヒーの代わりに飲むようにしましょう。そうすれば、体温を下げずに

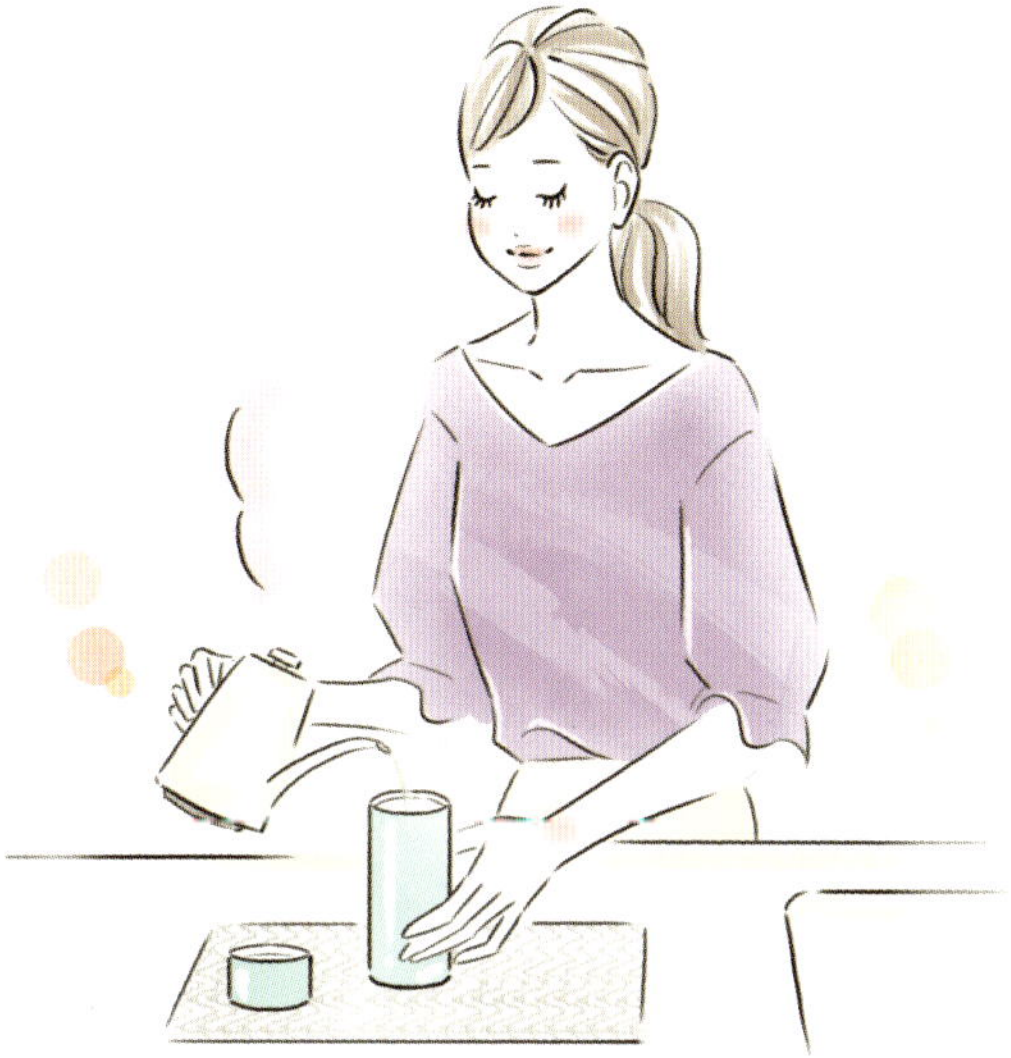

腸から温められます。白湯を飲んで腸を温めて、便秘が解消した方はかなり多いです。

実は便秘や肩こり、鼻炎、花粉症などの体の不調は、体や腸の冷えから、免疫力が落ちて起こる症状。冷えの改善がこれらの不調を一掃する近道なのです。

他にも、私はぬかと玄米、塩が入った、米ぬかカイロを電子レンジで温め、お腹の上に置いて寝ています。手軽に腸を温められるので、生徒さんにも好評です。

季節を問わず、お風呂に浸かり、全身の血流をよくすることも大切です。

お風呂は体を温めるほか、副交感神経が優位になるので、心身ともにリラックスする作用があります。体を芯から温めて、冷えを根本から解消しましょう。

姿勢も呼吸も意識することが大切

私がよくお伝えしているのは、姿勢も呼吸も日常の意識が一番大事ということです。ピルビスエクサで得られた、正しい姿勢をよく覚えておいて、普段の生活の中でできているか、チェックしてみましょう。

座っているときなら、骨盤がまっすぐ立っていて、イスの座面に座骨をつけているか。立っているときなら、首が前に出ていないか、肩が内側に入っていないか、背中が丸くなっていないか、体が前のめりになっていないか、骨盤がまっすぐ立っているか、同じ姿勢をずっと続けていないかを確認します。

電車を待っているときや、スマホをのぞき込んでいるときなど、日常のふとした瞬間に自分の姿勢を意識してみてください。

呼吸も意識することが肝心です。現代人はほとんどの方が、普段の呼吸はかなり浅くなっています。

特に嫌なことがあったり、緊張したりして、ストレスを感じているときは、

座ってできる骨盤呼吸（46ページ）を行ってみてください。骨盤呼吸ができない場合は、自分の呼吸が今、どうなっているのか、観察してみましょう。「今、呼吸が止まっているな」と気づくことが、普段の呼吸を深くしていく第一歩です。

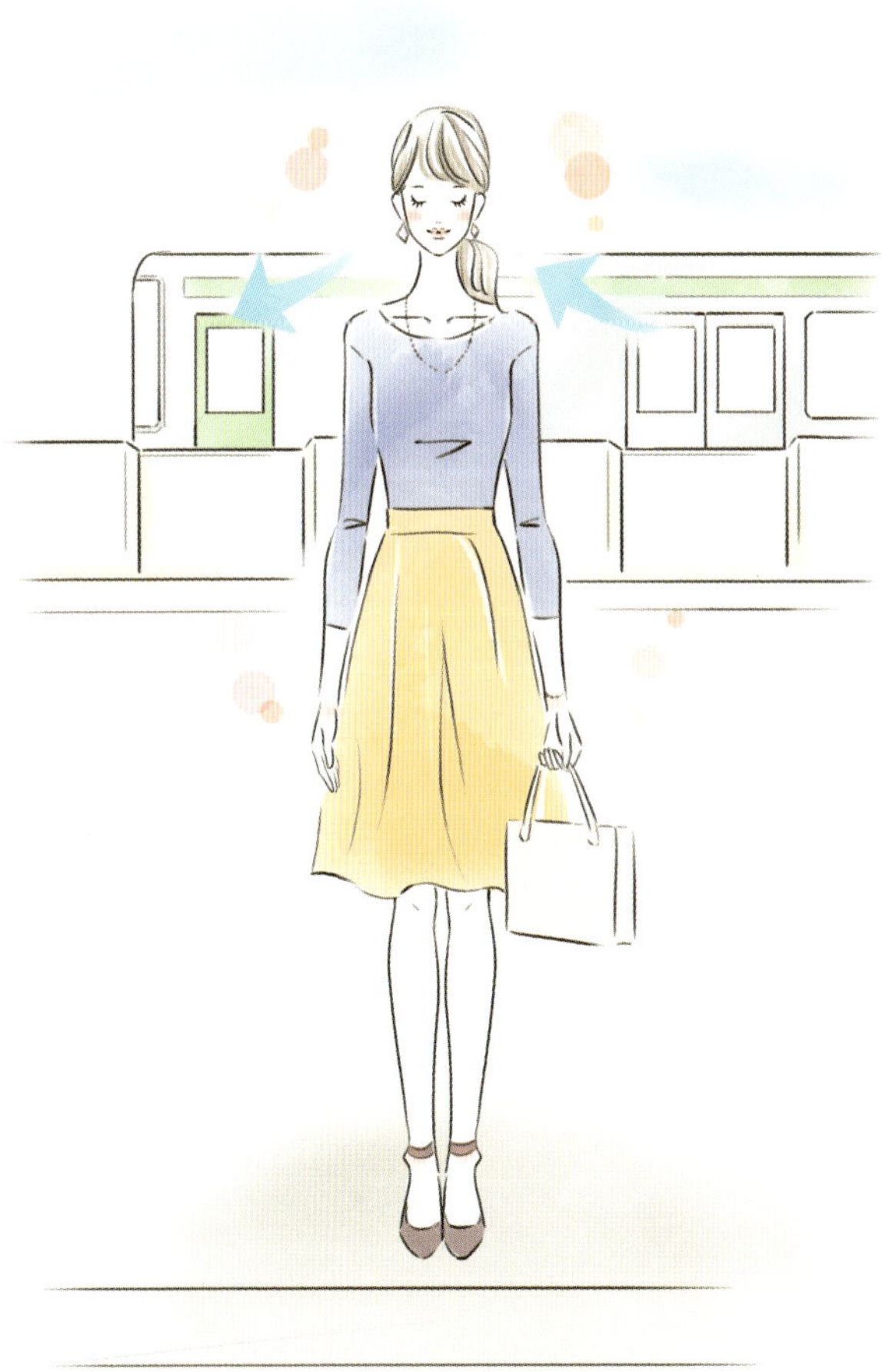

スマホ、パソコンの使用は寝る1時間前まで

「なかなか寝つけない」「寝ても数時間で起きてしまう」といった、不眠の症状に悩んでいる方は、非常に多いです。まず、スマホやパソコンの使用は、少なくとも就寝1時間前までに終えてください。

本来、夜は心身がリラックスできる副交感神経が優位になり、心も体もリラックスモードになって、入眠しやすい状態をつくっています。

ところがスマホやパソコンを見ることで、心身を活発に働かせる交感神経が優位になり、自律神経のバランスが乱れてしまうのです。その結果、心も体もリラックスできずに緊張状態になり、眠れなくなってしまいます。

また、骨盤も本来夜は、リラックスして開いていてほしいところ。しかし、スマホやパソコンを見ることで、心身とともに骨盤も緊張して、かたく閉じてしまうのです。

眠る1時間前にスマホやパソコンを手放すだけで、不眠が改善し、よく眠れる

ようになります。骨盤もほどよくゆるむので、骨盤調整にも役立つのです。

さらに女性にとって、副交感神経が優位な時間は非常に大切です。本来、副交感神経が優位なはずの夜に交感神経が高まると、生理不順や不妊といった婦人科系のトラブルが多くなります。特に生理のときは仕事も軽めにし、心身ともにリラックスして、早めにベッドに入り、22時頃には眠るように心がけましょう。

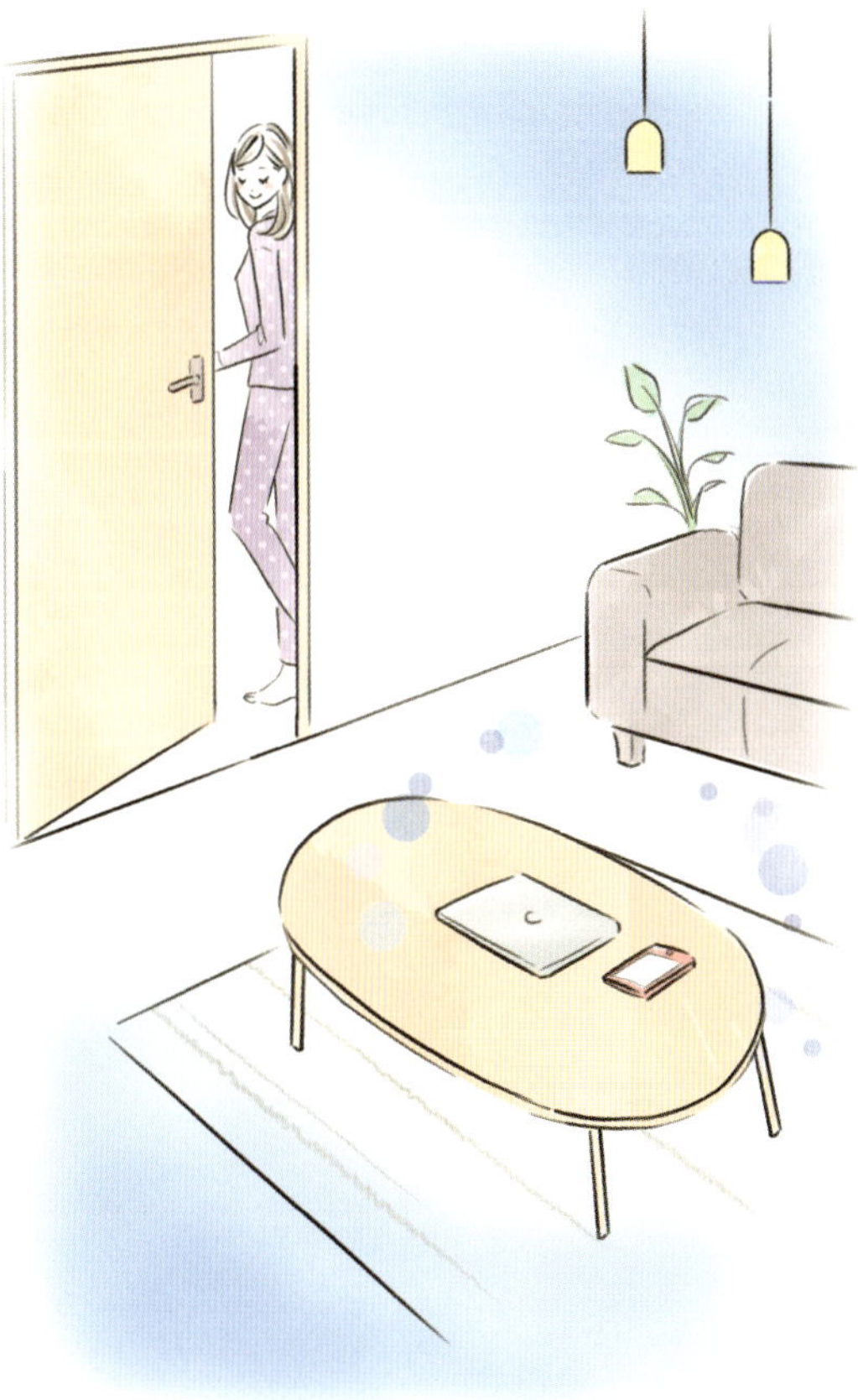

どうしても運動がしたくなったら？

基本的にピルビスエクサだけで十分やせられるので、他の運動を加える必要はありません。

しかし、中には「どうしても運動がしたい」とおっしゃる方もいます。**そこで、ピルビスエクサと組み合わせると、相乗効果が期待できる、おすすめの運動がウォーキングです。**

ウォーキングは、立った姿勢のままで、まるで〝骨盤のユラユラ体操〟のような、骨盤を揺らす動きが自然にできるので、骨盤を矯正してボディラインを整える、ピルビスエクサの効果がさらに高まります。骨盤や腰、太ももまわりがキュッと引き締まってスタイルアップし、より健康になっていくのです。

もうひとつ、腰や足などの下半身の筋肉は、つきやすくて、落ちやすい傾向があります。１週間ほど入院して、ベッドに寝たきりでまったく歩かないと、足がとても細くなってしまいますよね。ウォーキングは、下半身の筋肉の強化にも有効。普段から下半身に適度な筋肉をつけ、基礎代謝を上げて、やせやすい体をつくるためにも、ウォーキングは効果的なのです。

反対にランニングは、まったくおすすめしていません。走ってしまうと、息が上がって、骨盤の開閉に必要な深い呼吸ができなくなり、体内に十分な酸素をとり込めなくなってしまいます。

また、ランニングなどの激しい運動は、体内に老化や病気の原因となる活性酸素を増やしてしまいます。体の老化にも繋がるため、そういった意味でも、あまりおすすめしていないのです。

ウォーキングは、週に1～2回、20分程度でＯＫです。ヒールのある靴ではなく、スニーカーを履いて、歩くようにしてください。歩くときは、真上から頭を吊られているような感覚で、背すじをまっすぐに伸ばし、足はかかとから着地するようにしましょう。できれば、ウォーキングの前に骨盤呼吸を行って骨盤調整し、左右の足の長さを整えてから歩くと、さらに効果は高まります。

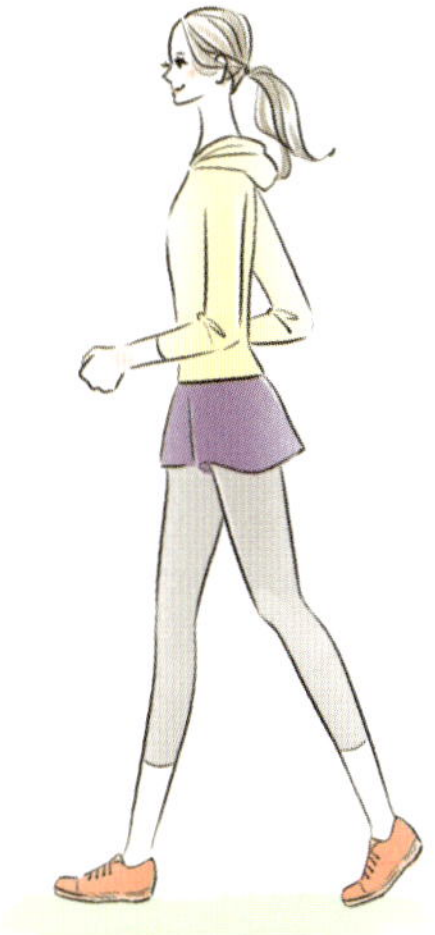

インテリアの配置替えで体のゆがみが改善

顔や体のゆがみは、普段の生活のささいなズレが原因で起こるものです。

たとえば、日常生活に欠かせないパソコンやテレビ。一般にパソコンのモニターは、目線よりも低い位置にあることが多く、首が前に倒れたり、肩が内側に入ったり、背中が丸くなったりして、姿勢が崩れる原因になっています。こうした悪い姿勢は、首こりや肩こりを引き起こす要因にもなりかねないのです。

パソコンのモニターが自分の目線より低い場合は、机とパソコンの間に箱などをはさみ、モニターの位置を上げるのも手。またはイスの座面の高さを下げるなどして、自分の目線と同じ高さに、モニターがくるように配置しましょう。

テレビを置く位置も重要です。テレビを見るときのソファやイスは、テレビ画面のまっすぐ前、つまり真正面に配置されているのが理想。意外にテレビは、ソファやイスの配置によって、横や斜めから見ていることが多いです。

テレビを見るために、顔や体を長時間、一方向に傾けていると、ゆがんでいくのも当然です。自分の体の真正面にテレビ画面がくるよう、テレビやソファ、イスなどを配置替えするようにしましょう。

ひとつのテーブルを囲むときも、よく話す人が自分の対面にいるなら問題ないのですが、斜め前や横にいる場合は、顔や体を一方向にひねった体勢を強いられることになり、ゆがんでいきます。顔や体のゆがみを生んでいる意外な盲点は、自宅のインテリアの配置なのです。

職場であれば、よく会話したり、ものを渡したりする相手の席が横や斜め前、後ろにあることで、体を片側のみにひねったり、傾ける機会が増え、結果的に体をゆがませる原因になっています。職場の席を替えるのは困難ですが、自宅のインテリアの配置替えなら、無理なくできるはず。顔のゆがみや体の左右差を招いたり、首の前傾や猫背などの悪い姿勢にならないためにも、部屋のインテリアの配置を今一度、見直してみてください。

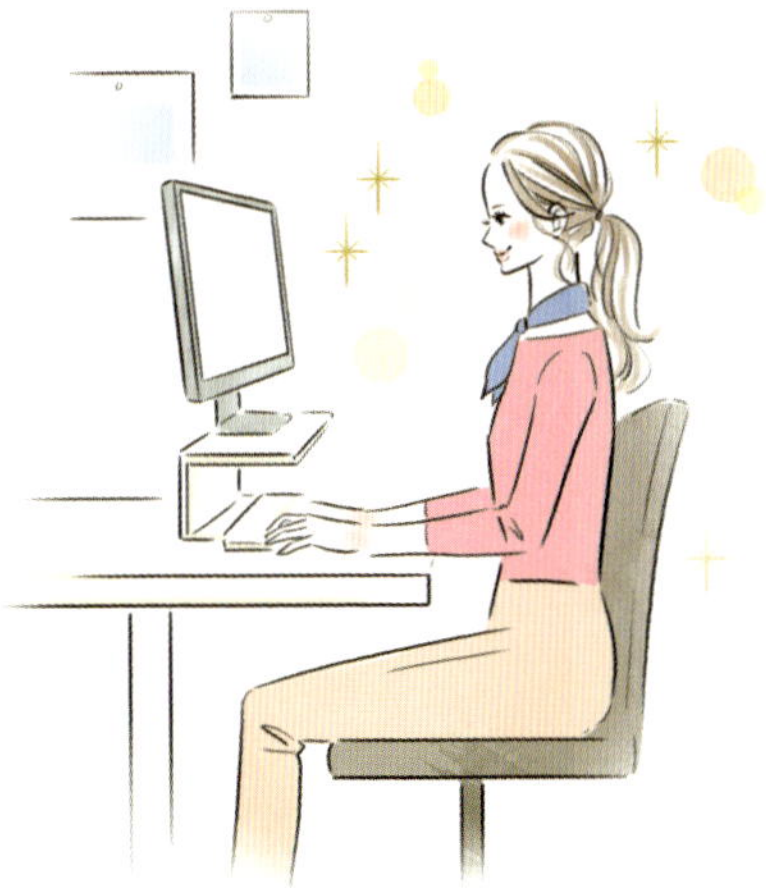

Column 03

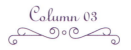

免疫力アップで悩ましいアレルギーを一掃

20代後半のバイオリン奏者の女性は、慢性の鼻炎に悩んでいました。首や肩を傾けた演奏時の偏った姿勢によって、体がゆがむだけでなく、血流も悪くなり、鼻自体の機能が落ちていたのです。ピルビスエクサにより、体のゆがみや姿勢が正され、血流もよくなって免疫力が上がると、鼻炎が改善されました。

ひどい花粉症で、マスクをしないと外に出られなかった方からは、「今年はマスクをせずにすんでいる」というご報告を多数いただいています。

私自身も20歳頃からずっとぜんそくに悩まされ続けてきました。症状が出たときは何もできないくらいつらく、いつもバッグに発作止めの薬を入れて持ち歩いていたのです。ピルビスエクサを始めてからは、20年近く悩まされてきたぜんそくがまったく出なくなりました。花粉症や鼻炎、じんましん、ぜんそくなど、アレルギー持ちの方にも、免疫力を高めるピルビスエクサはおすすめです。

Exercise 05

ポイント別のお悩み解消！プラスワンエクサ

Point Exer.

PLUS 1

バストアップマッサージ

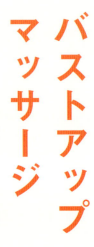

滞りがちな胸のリンパを流して、バストアップをかなえるマッサージ。リンパの流れがよくなるので、肩こりや首こりの解消にも効果的です。

1. 鎖骨に沿ってわきの下までくの字にさする

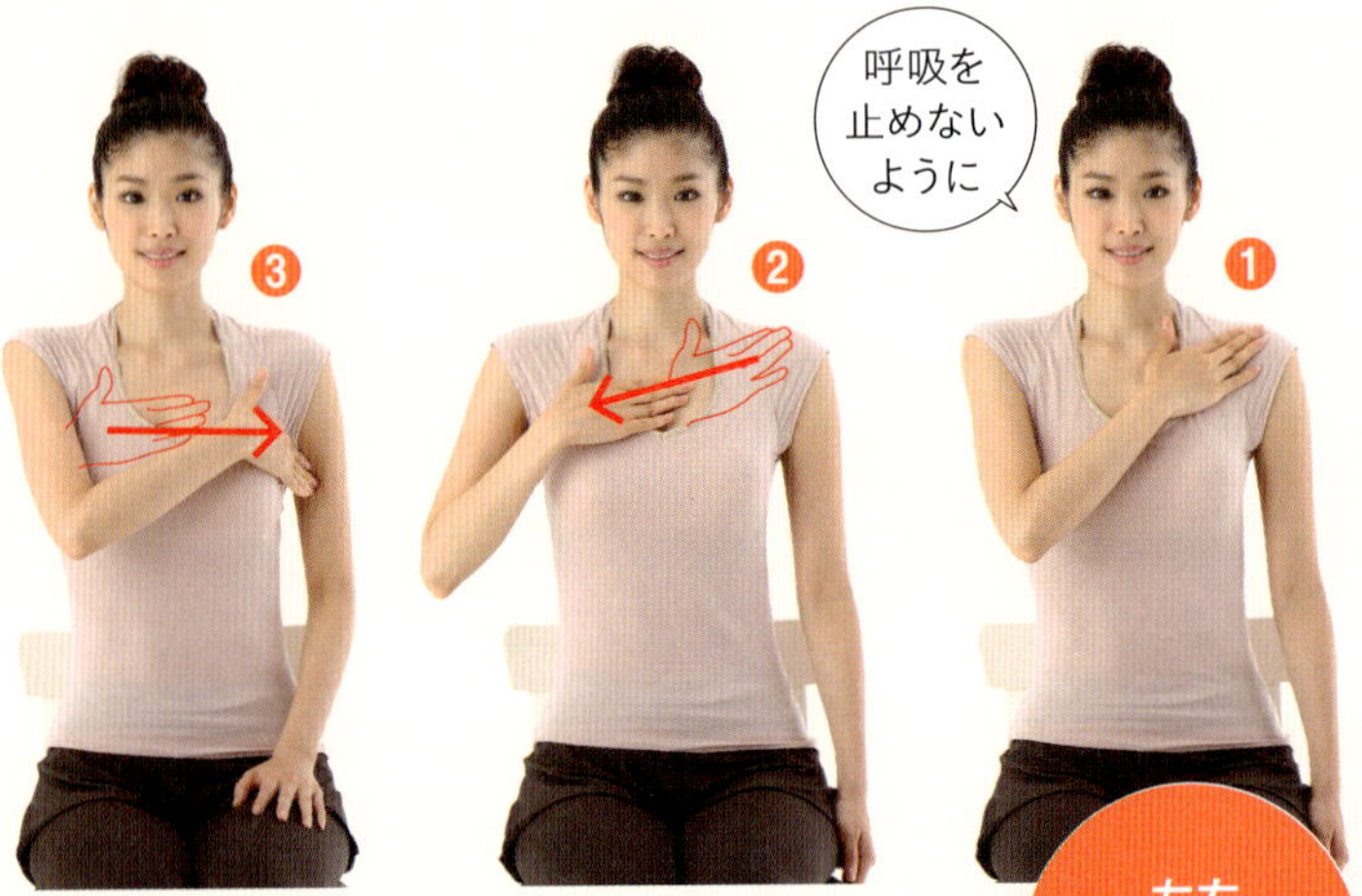

人差し指、中指、薬指の３本指でさする

左右 各10回

2. 拳で円を描くように胸のつけ根をなでる

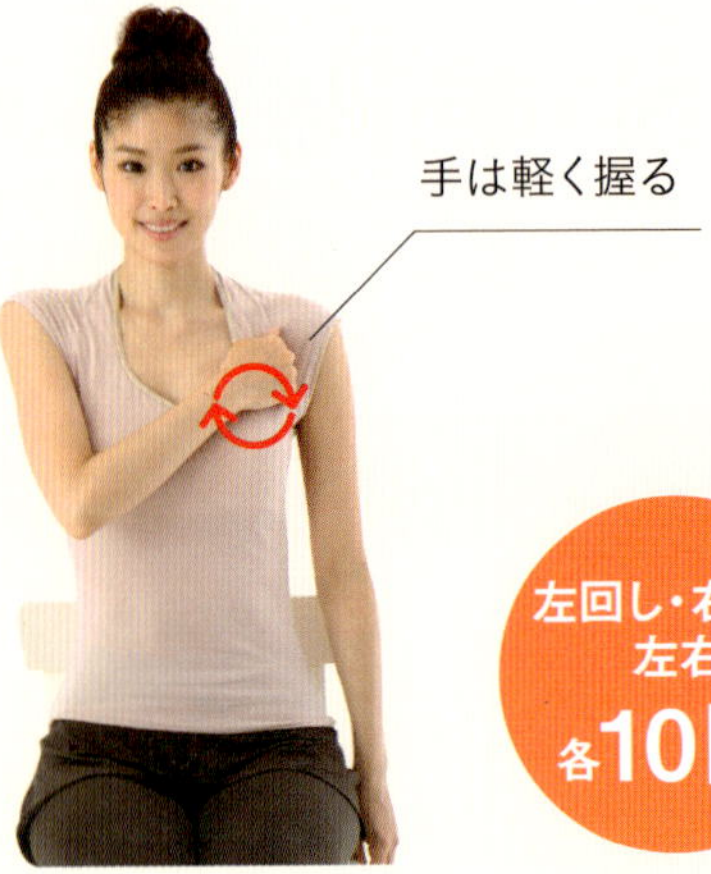

左回し・右回し 左右 各10回

3. 両手のひらで胸の上下を平行にさする

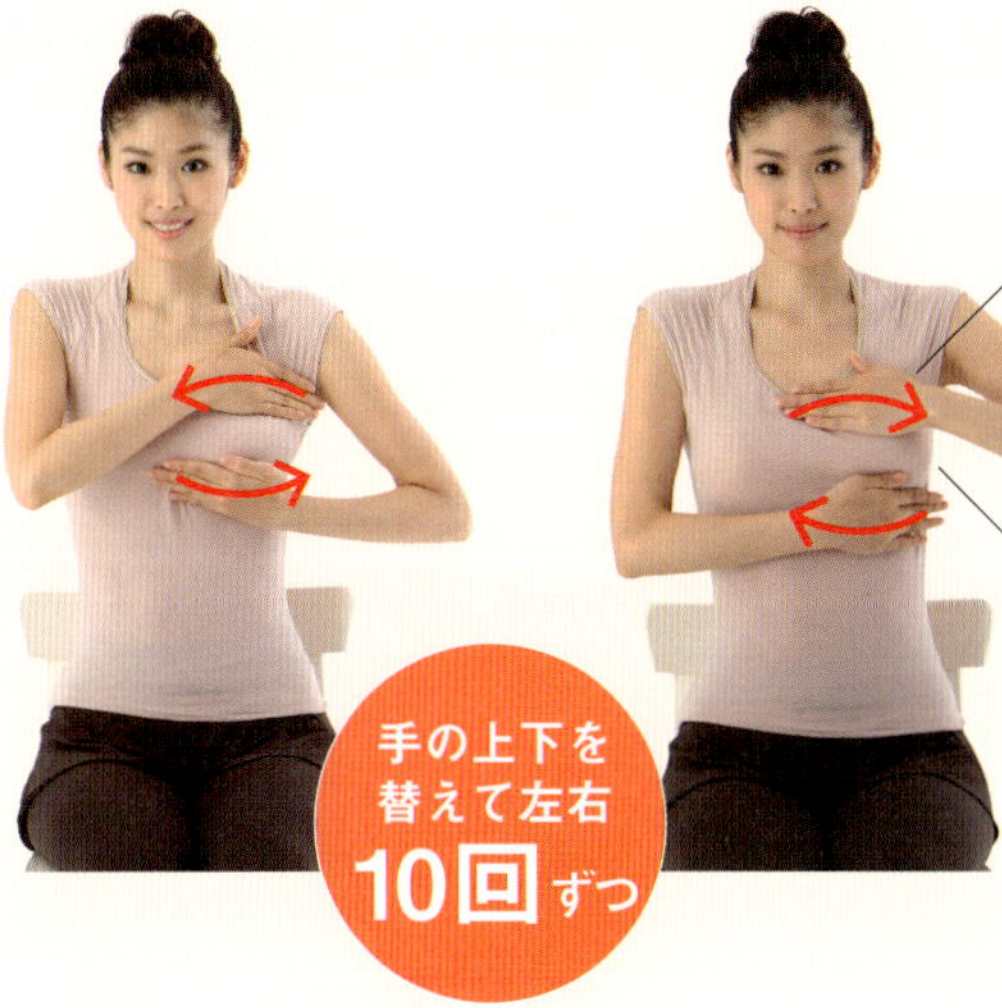
両手のひらを密着させる
胸の形が変形する程度の強さで
手の上下を
替えて左右
10回ずつ

4. 両手で胸を下から上へさすり上げる

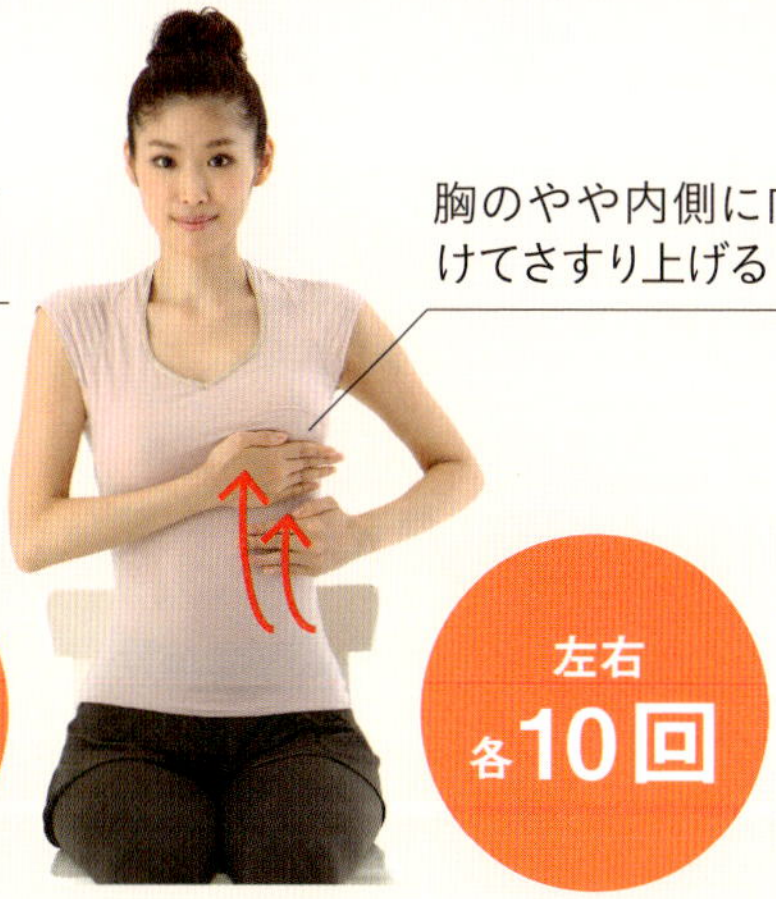
胸のやや内側に向けてさすり上げる
左右
各10回

5. 手のひらで円を描くように胸を優しくなでる

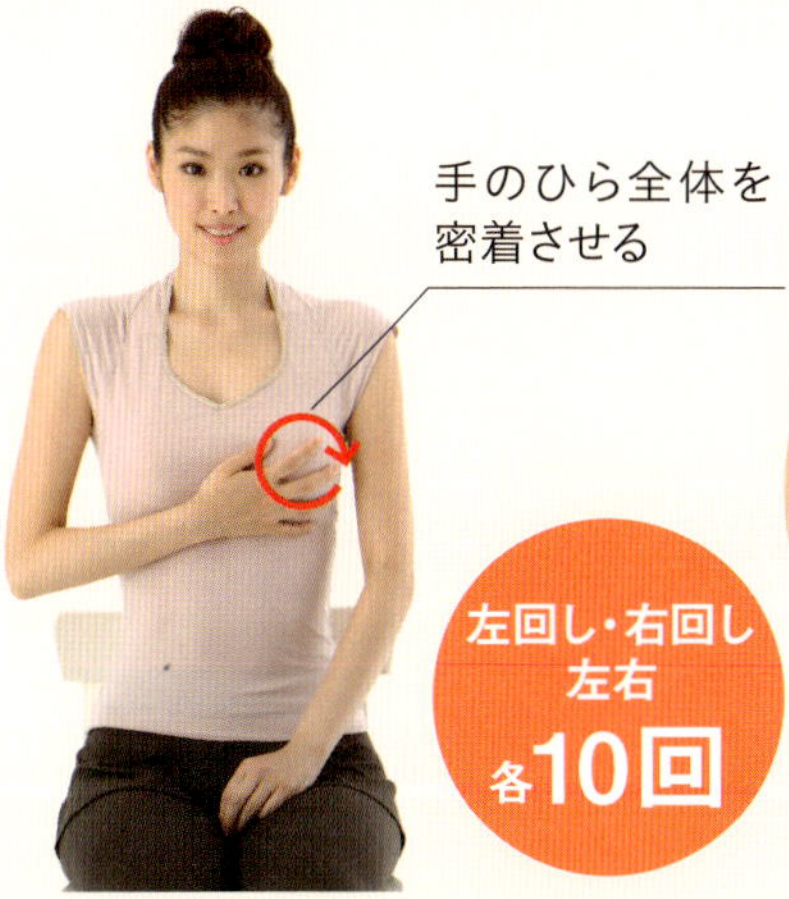
手のひら全体を密着させる
左回し・右回し
左右
各10回

Point Exer.
PLUS 2

ふくらはぎのむくみとり

ふくらはぎのむくみやだるさ、太さが気になる人に最適のマッサージ。血液やリンパの流れがよくなり、ひと目見てわかるくらい、ほっそりします。

0. イスに座り右ももに左足を乗せ、足首を回す

左右
各5回

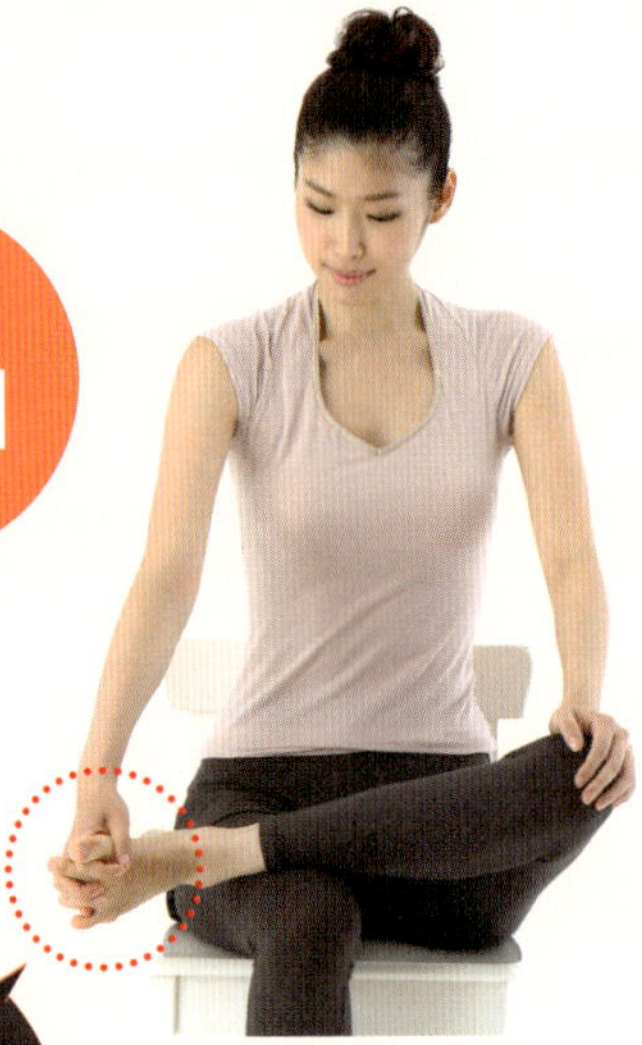

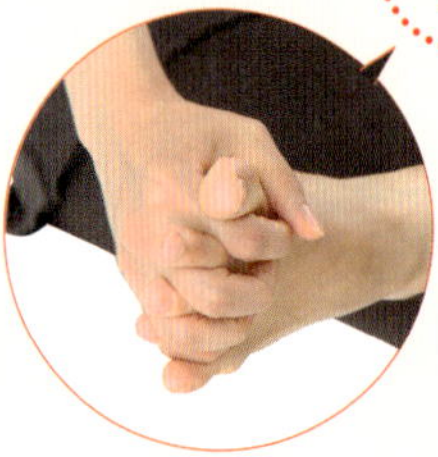

手指と足指をしっかり絡める

血液の〝ポンプ〟の役割を果たす足首

足首は、血液を体の末端から中心へと押し上げる、ポンプの役割を担っています。足首がかたくて動きにくいと、ポンプとしての役割が十分に果たせず、血流がふくらはぎで滞ってしまいます。足首を回してやわらかくすれば、血流が促進。仕事中でも、トイレで便座に座った際に足首回しはおすすめです。さらに「第二の心臓」ともいわれるふくらはぎをもむと、血行がよくなって、冷えやむくみも解消できます。

1. 両手で足首からひざ下まで「もみ上げる」

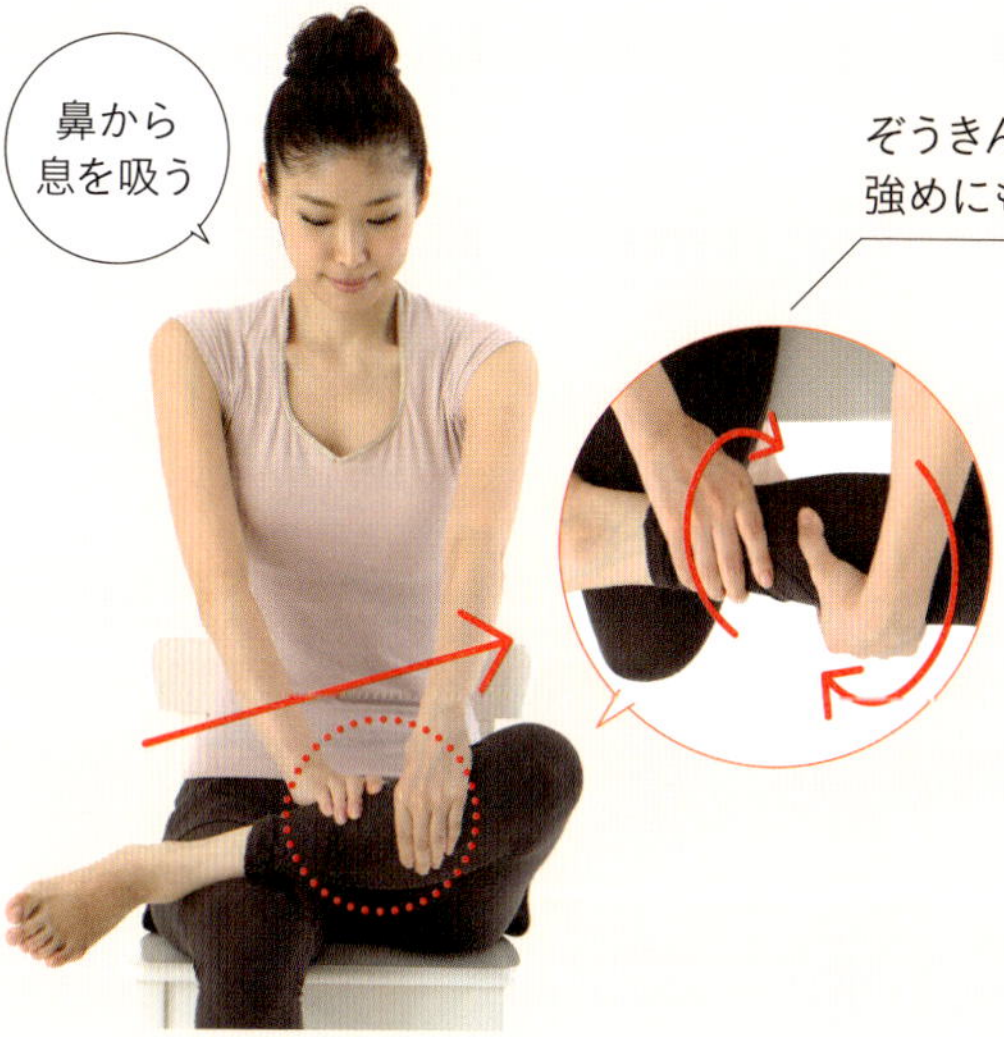
鼻から
息を吸う
ぞうきんしぼりの要領で
強めにもむ

2. 両手でひざ下から足首まで「もみ下ろす」

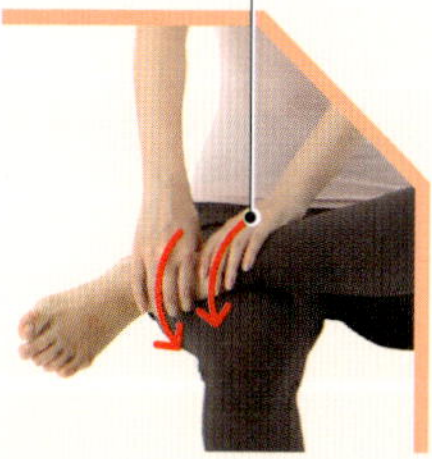

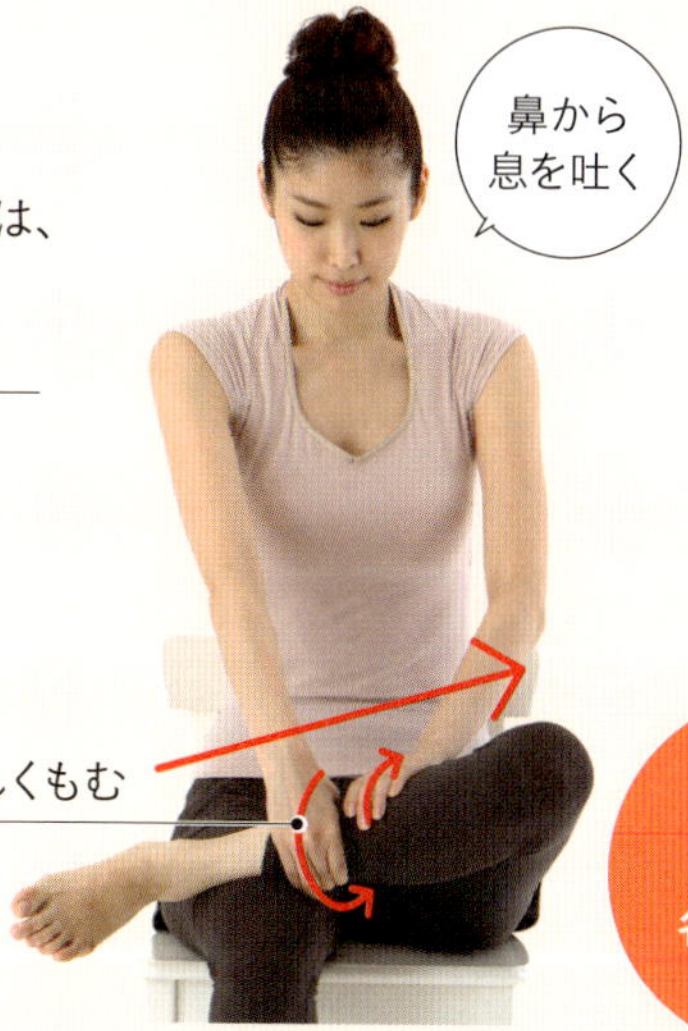
鼻から
息を吐く
優しくもむ

化粧室でもできます！

左右往復
各5回

Point Exer. PLUS 3

足指の冷えとり

手足などの末端の冷えに悩む人にぴったりの足指ストレッチ。足指を1本ずつ伸ばすことで、滞った血流を改善し、体の冷えをとり除きます。

0. 手指と足指を絡めて、足首を回す

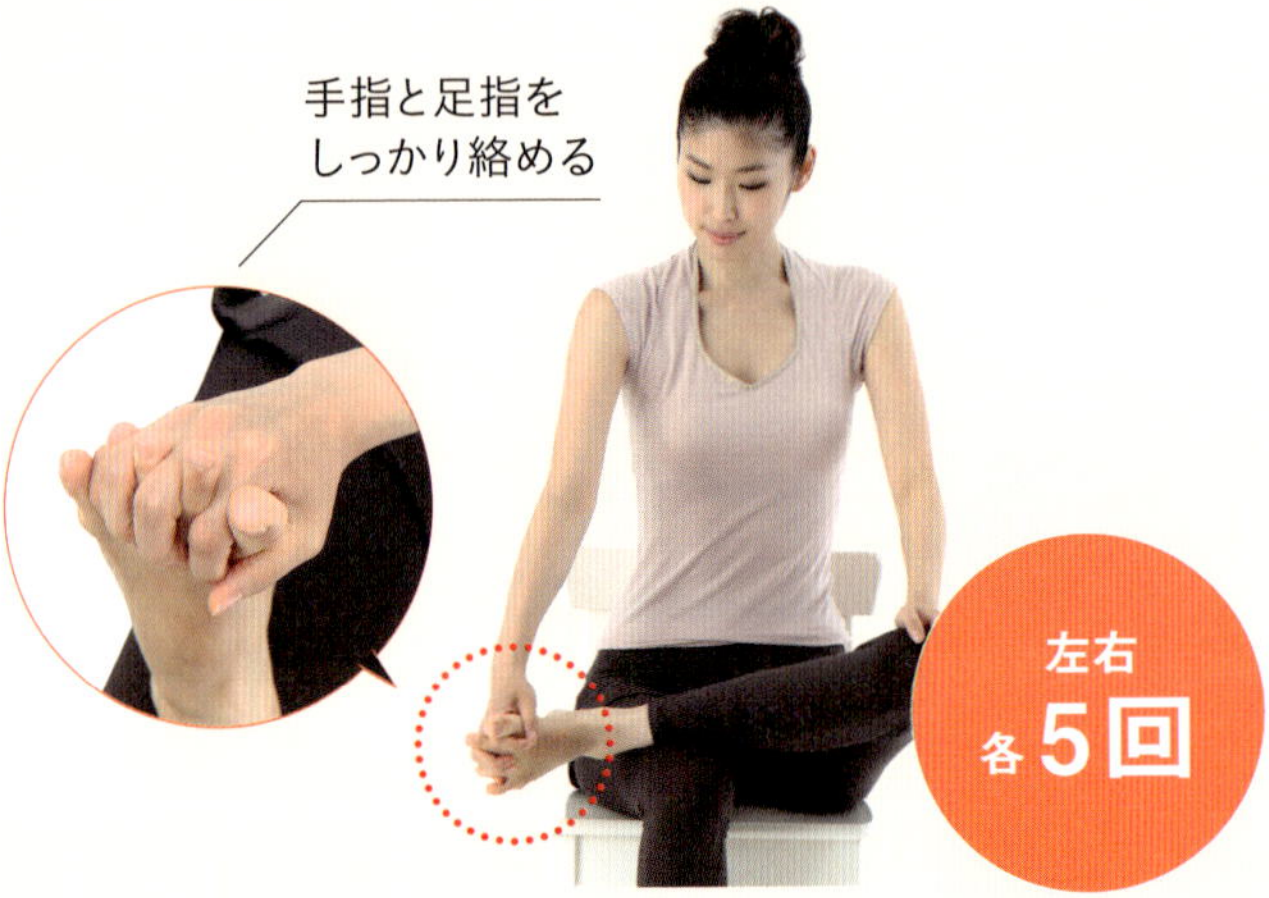
手指と足指を
しっかり絡める
左右
各5回

1. 親指と人差し指で足指をつまんで回す

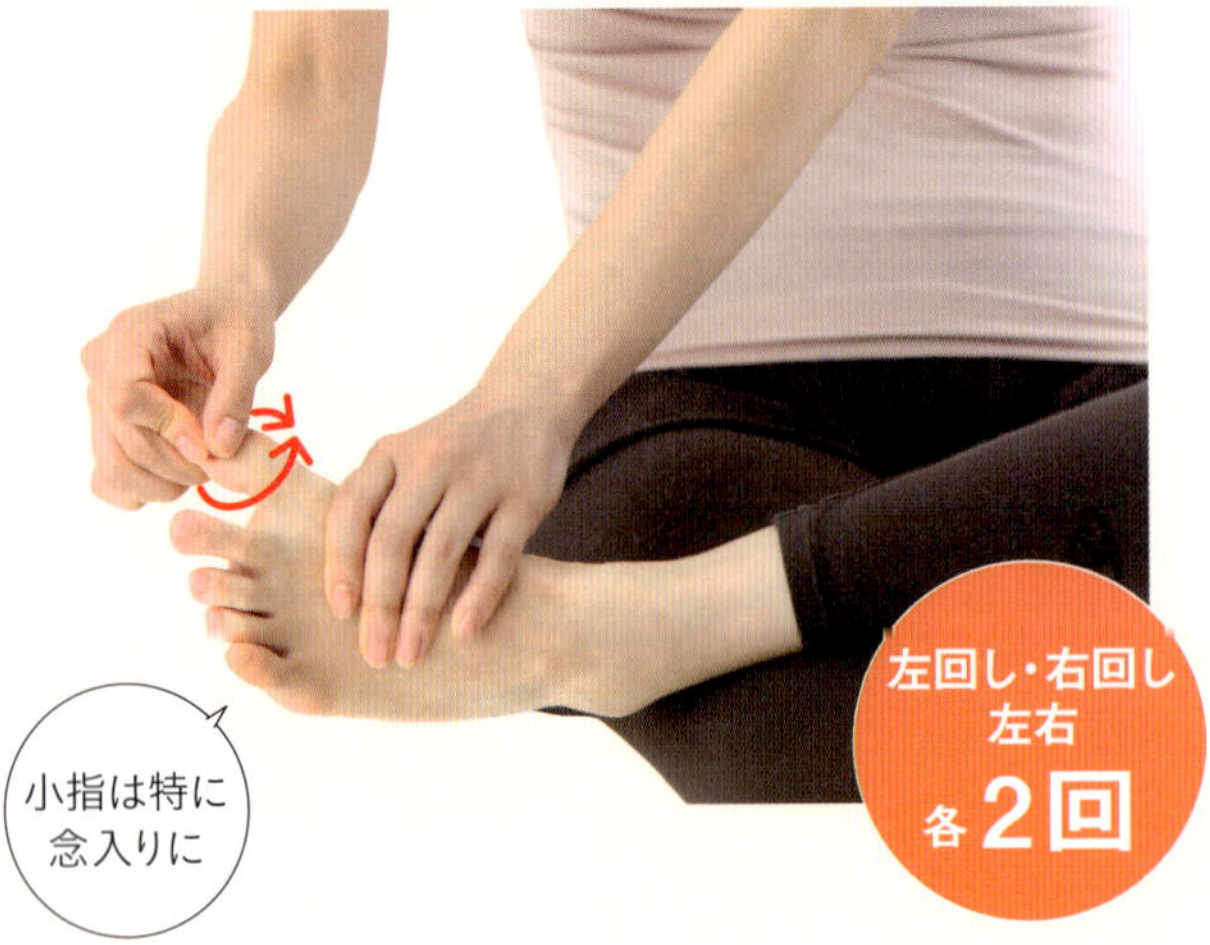
左回し・右回し
左右
各2回
小指は特に
念入りに

2. 親指と人差し指で足指の間を引っぱる

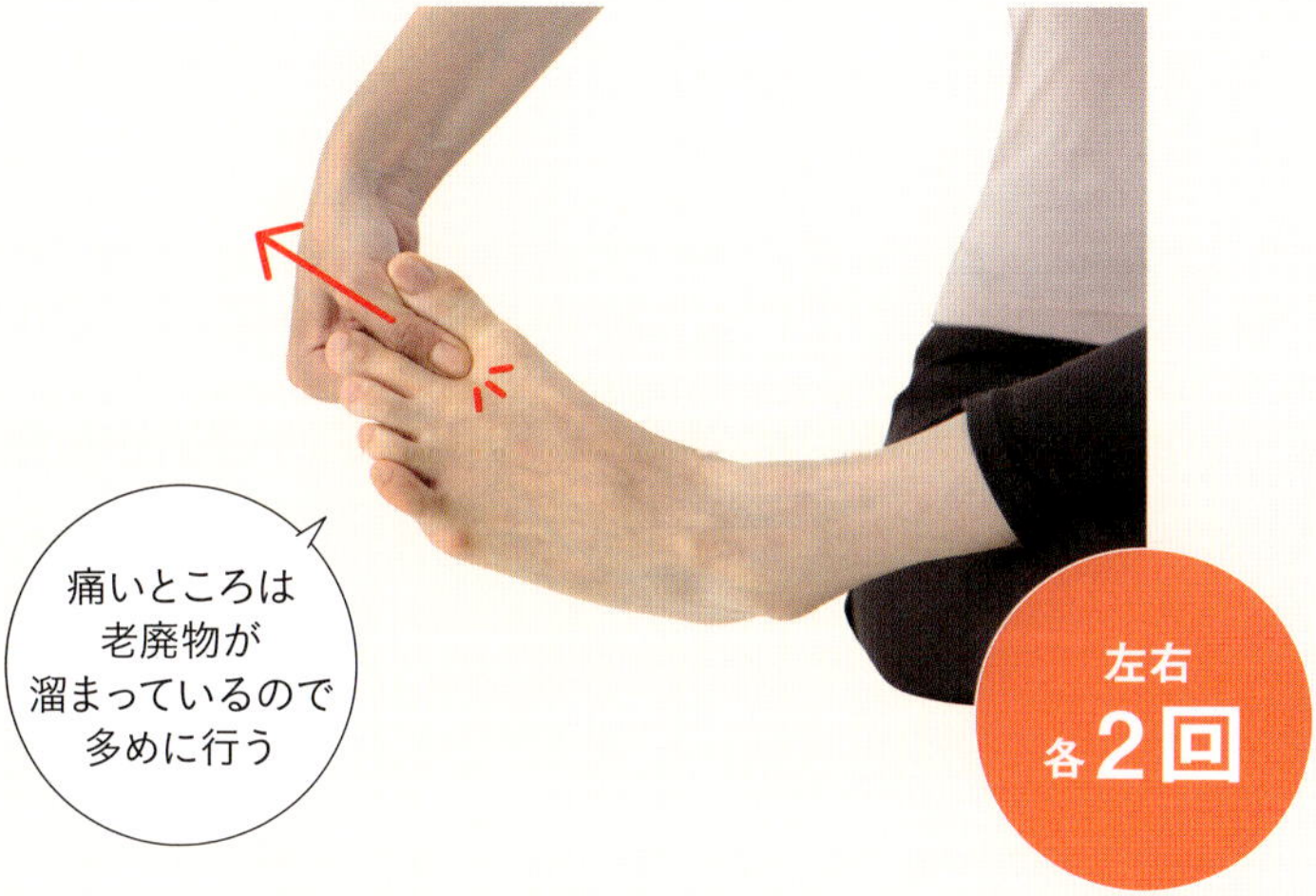
痛いところは
老廃物が
溜まっているので
多めに行う
左右
各2回

足指が動けば全身の血流もよくなる！

足指は、普段はあまり意識されない部位。しかし、体の末端部分である足指の動きが悪いと、体全体、ひいては骨盤の動きも悪くなります。足指を回して動かしやすくすると、体全体の動きもよくなり、血液循環も良好に。特にヒールの靴をよく履く方は、足指が締めつけられて、血流が滞りやすいので、足指回しが有効です。毎日、お風呂上がりに行うと、全身の動きや血流がよくなっていきます。

Point Exer.
PLUS4

即効リフレッシュ 首・肩回し

つらい首こりや肩こりを素早く緩和する、簡単ストレッチ。バストアップマッサージの前後に行うと、バストアップ効果がより感じられます。

1. 円を描くように首を大きく回す

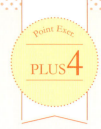

首に負担を
かけないように
ゆっくり大きく回す

呼吸は
自然に行う

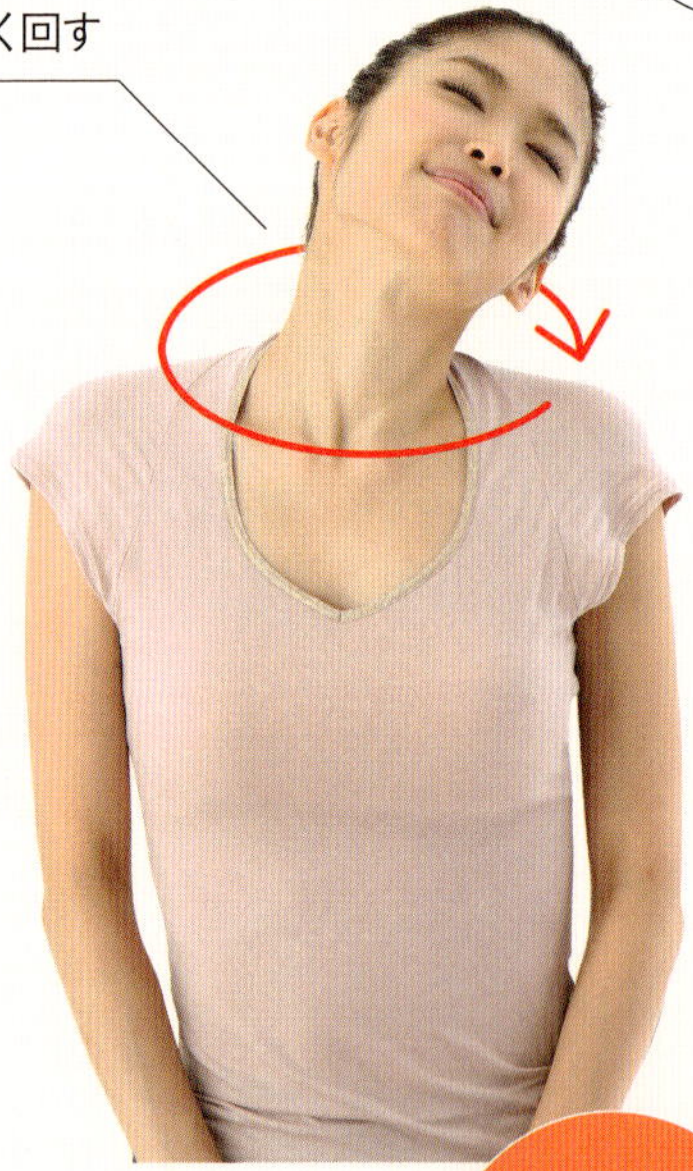

左回し・右回し
各3回

2. 両肩を前と後ろに大きく回す

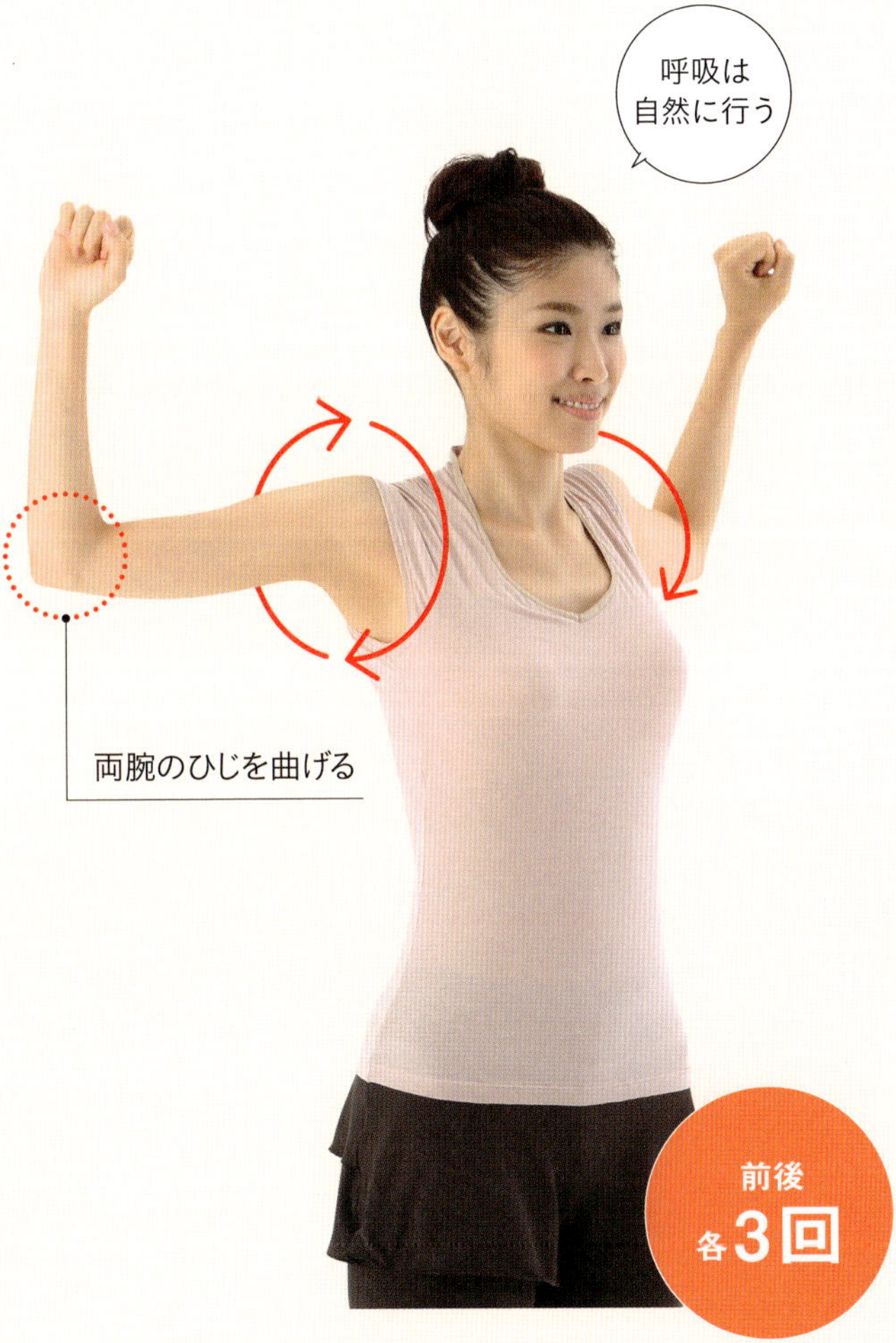
呼吸は
自然に行う
両腕のひじを曲げる
前後
各3回

Point Exer.

PLUS 5

二の腕から手首までスッキリ

パソコン作業などによる、二の腕から手首のこりやむくみを一気に解消するストレッチ。仕事の合間にトイレなどで行うのもおすすめです。

1. 両手を肩幅に広げて上げ、手首を回す

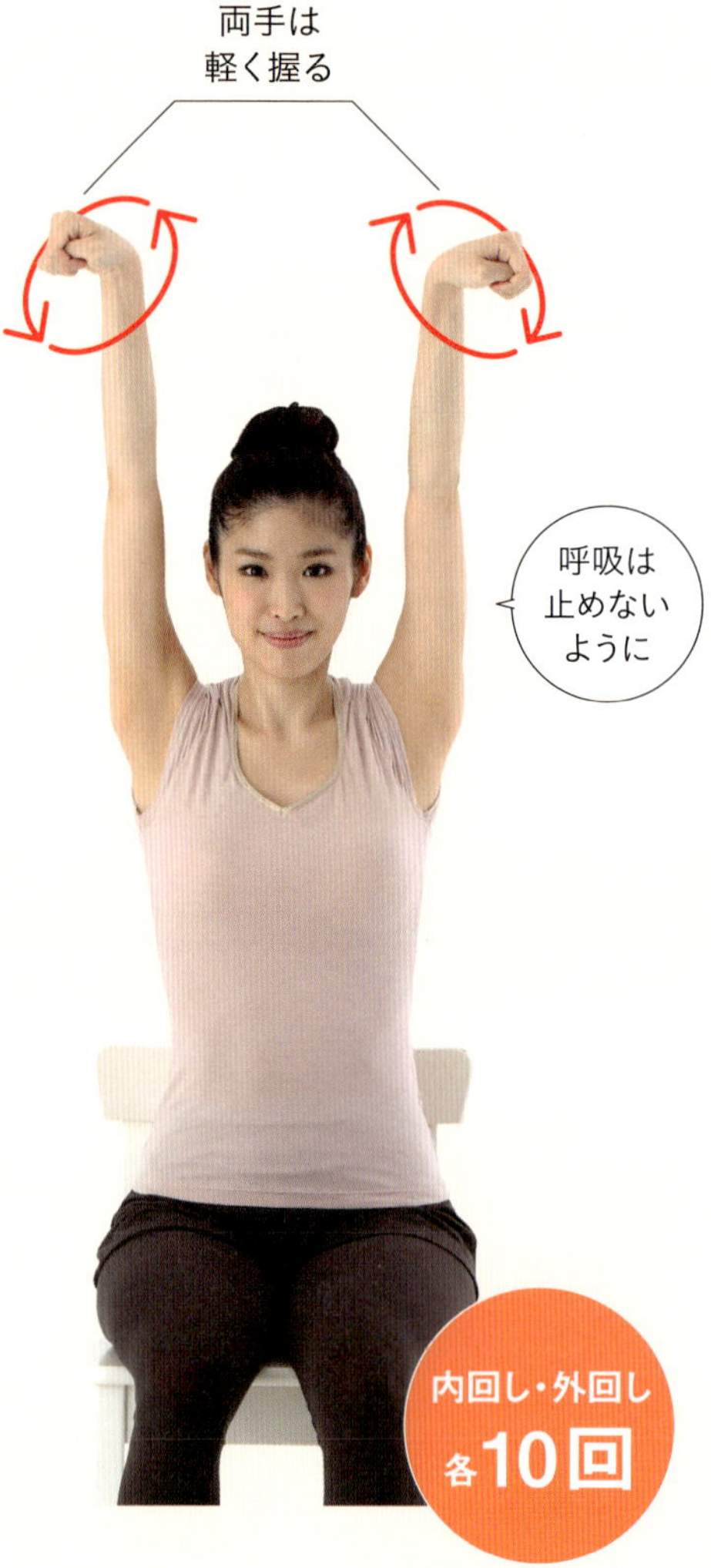

両手は軽く握る
呼吸は止めないように
内回し・外回し
各10回

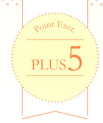

2. 両手を肩幅に広げて上げ、手首を曲げ伸ばしする

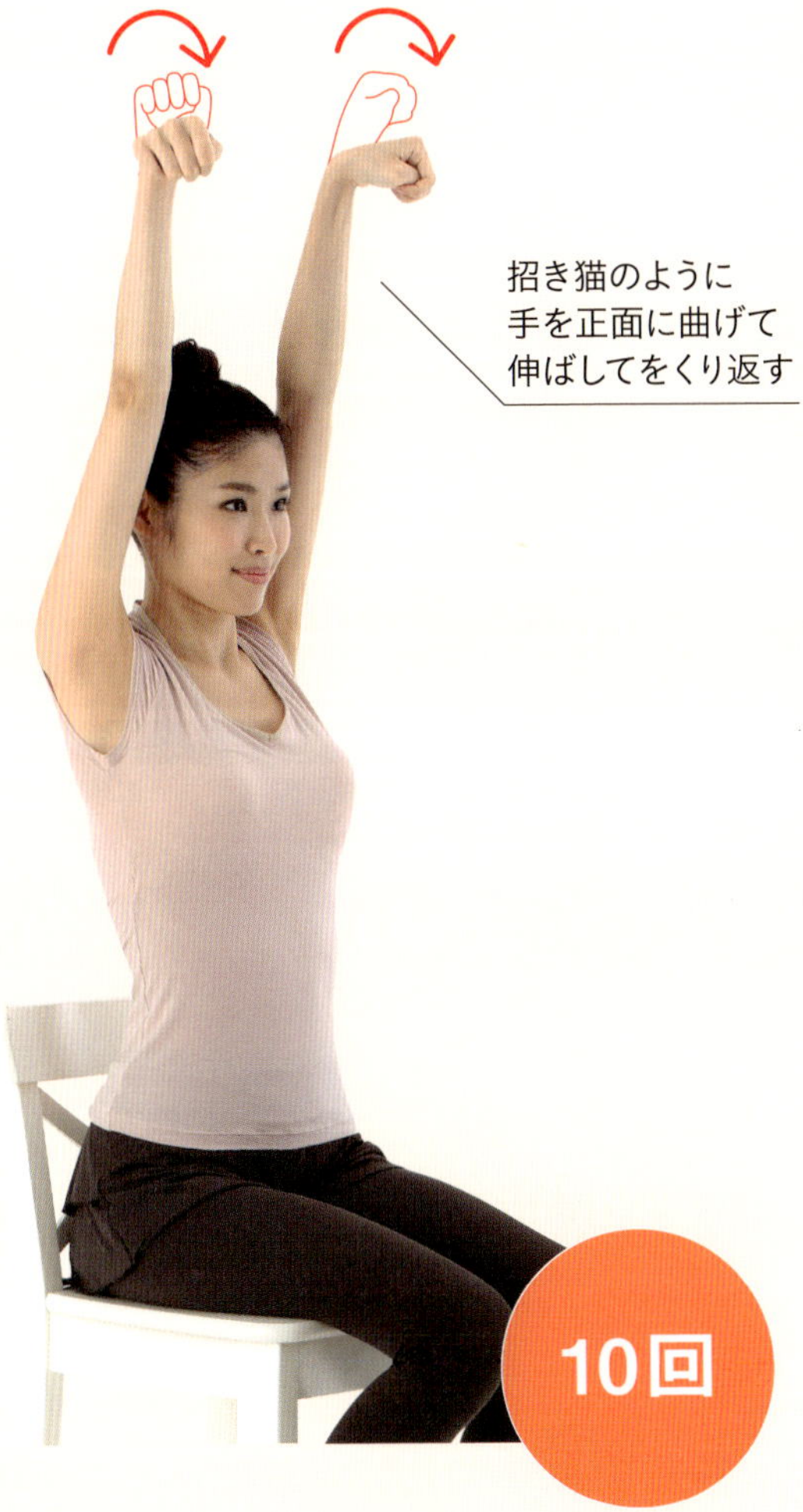
招き猫のように
手を正面に曲げて
伸ばしてをくり返す
10回

Point Exer.
PLUS6

フェイスラインがスッキリ

フェイスラインを引き締め、二重あごを予防するエクササイズ。顔のリフトアップ効果だけでなく、ほうれい線の改善にも効果的です。

1. 口を閉じて舌を大きくゆっくり回す

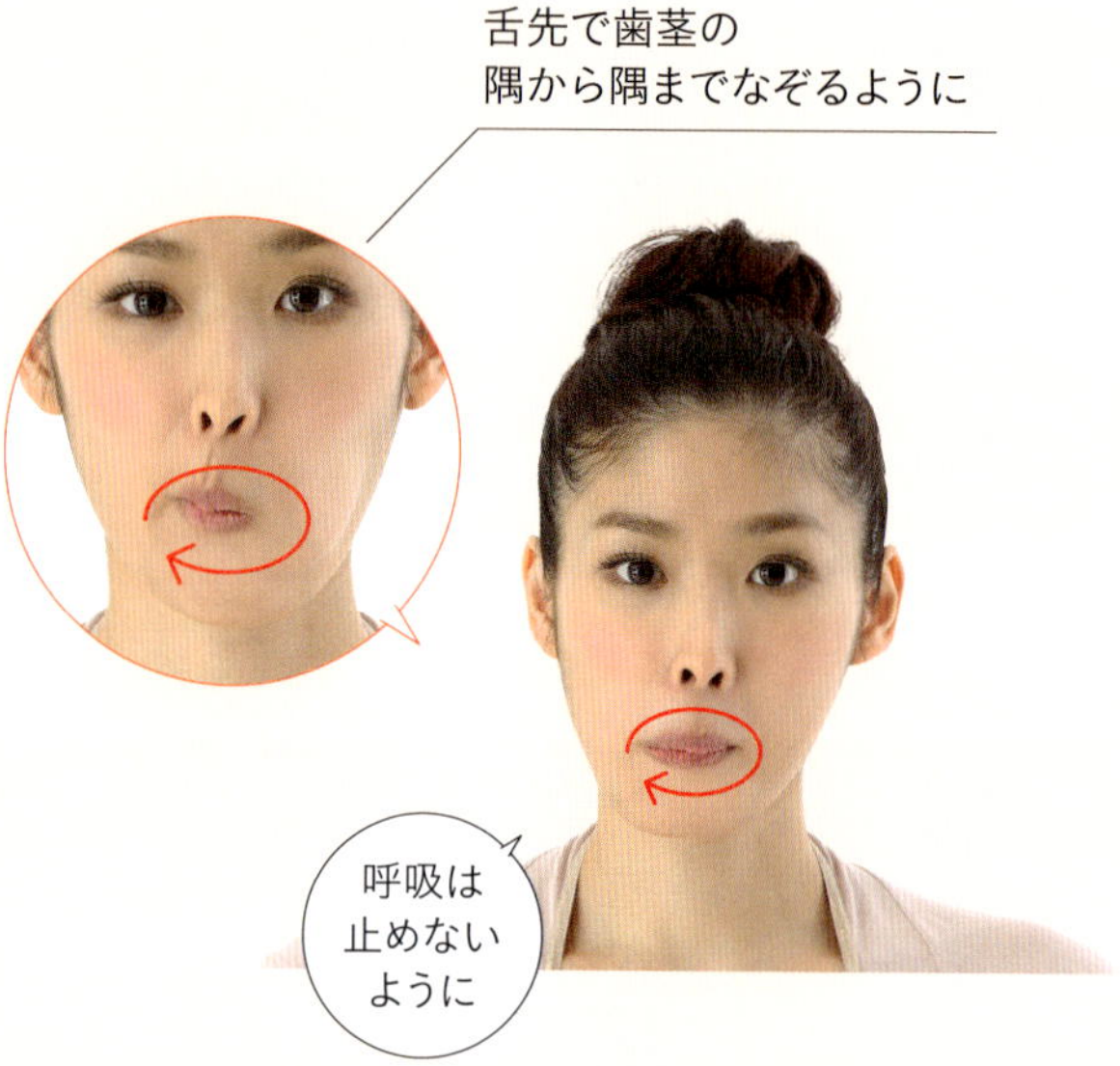
舌先で歯茎の
隅から隅までなぞるように
呼吸は
止めない
ように

2. ほうれい線は舌で内側から伸ばす

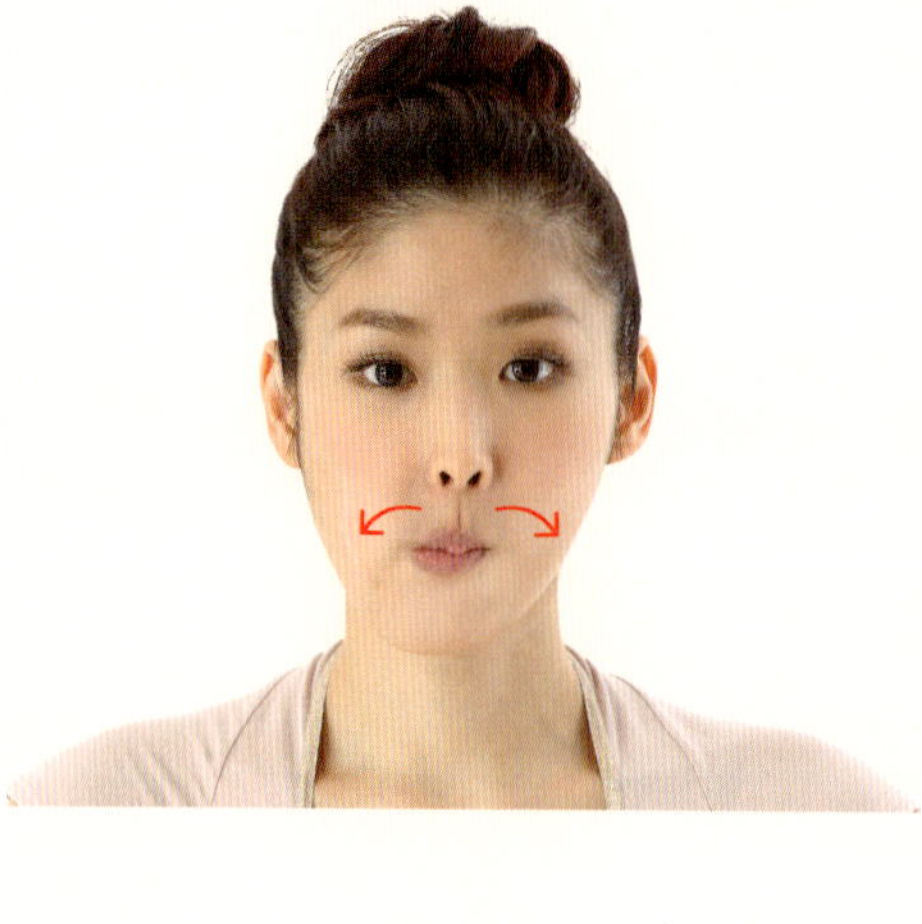

スッキリ様でした！

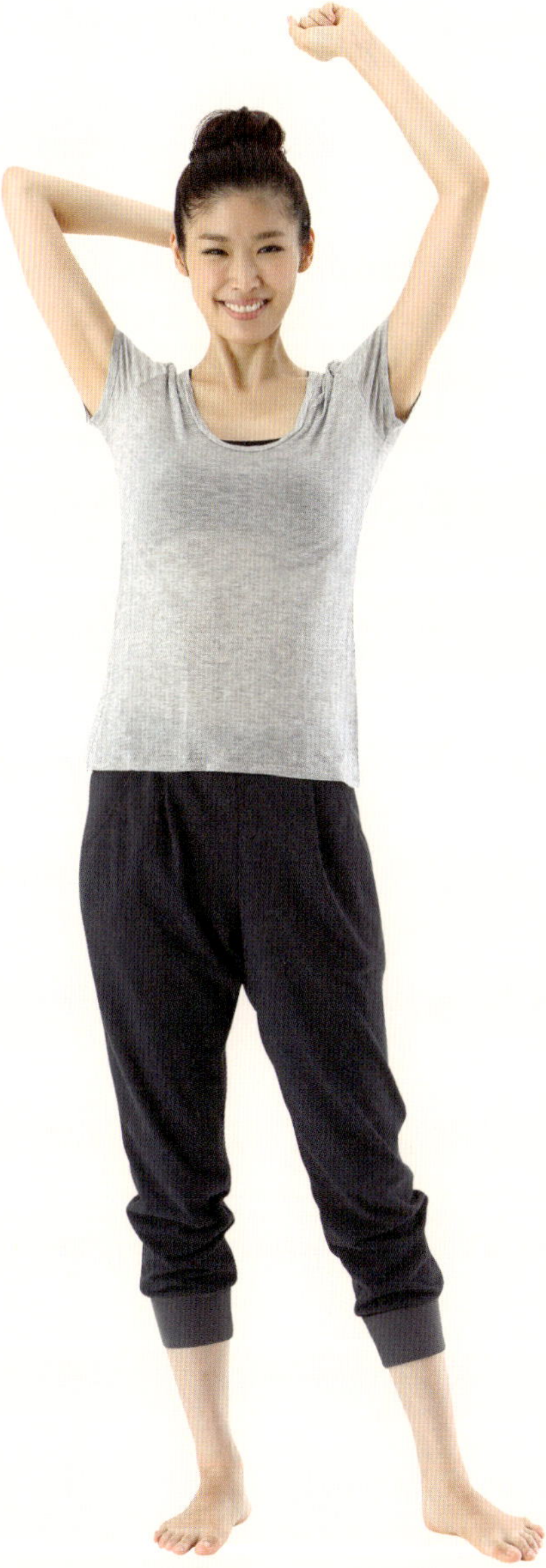

心と体が
リラックス
できた

体が
軽くなった
気がする

じんわりと
体がぽかぽか
温かくなってきた

お尻が
キュッと
引き締まった

Column 04

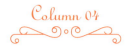

赤ちゃんやママも心穏やかになる

ピルビスエクサは、骨盤を重点的に動かすので、骨盤内の臓器の働きもよくなります。

不妊に悩んでいた方がピルビスエクサを始めてから、妊娠したという話もよく伺います。仕事が激務で、長年ピルを飲んでいて、普通ならなかなか妊娠が難しいと感じる方でも、すぐに赤ちゃんを授かっています。ピルビスエクサで、骨盤内の臓器を整理整頓することで、不妊が解消できたのです。

出産後、生徒さんたちがお子さんを見せに来てくれるのですが、不思議と皆さん、安産です。しかも赤ちゃんは泣いたりせずに、とても心穏やかで、いい子ばかりなのです。

赤ちゃんは骨盤内の子宮で育つので、骨盤内の状態がいいと、赤ちゃんも心地がいいのかもしれません。赤ちゃんがずっと穏やかなので、ママもラクで、心穏やかに過ごせるそうです。不思議な話ですが、ピルビスエクサのうれしい変化のひとつです。

Exercise 06

ようこそ
ピルビスワールドへ

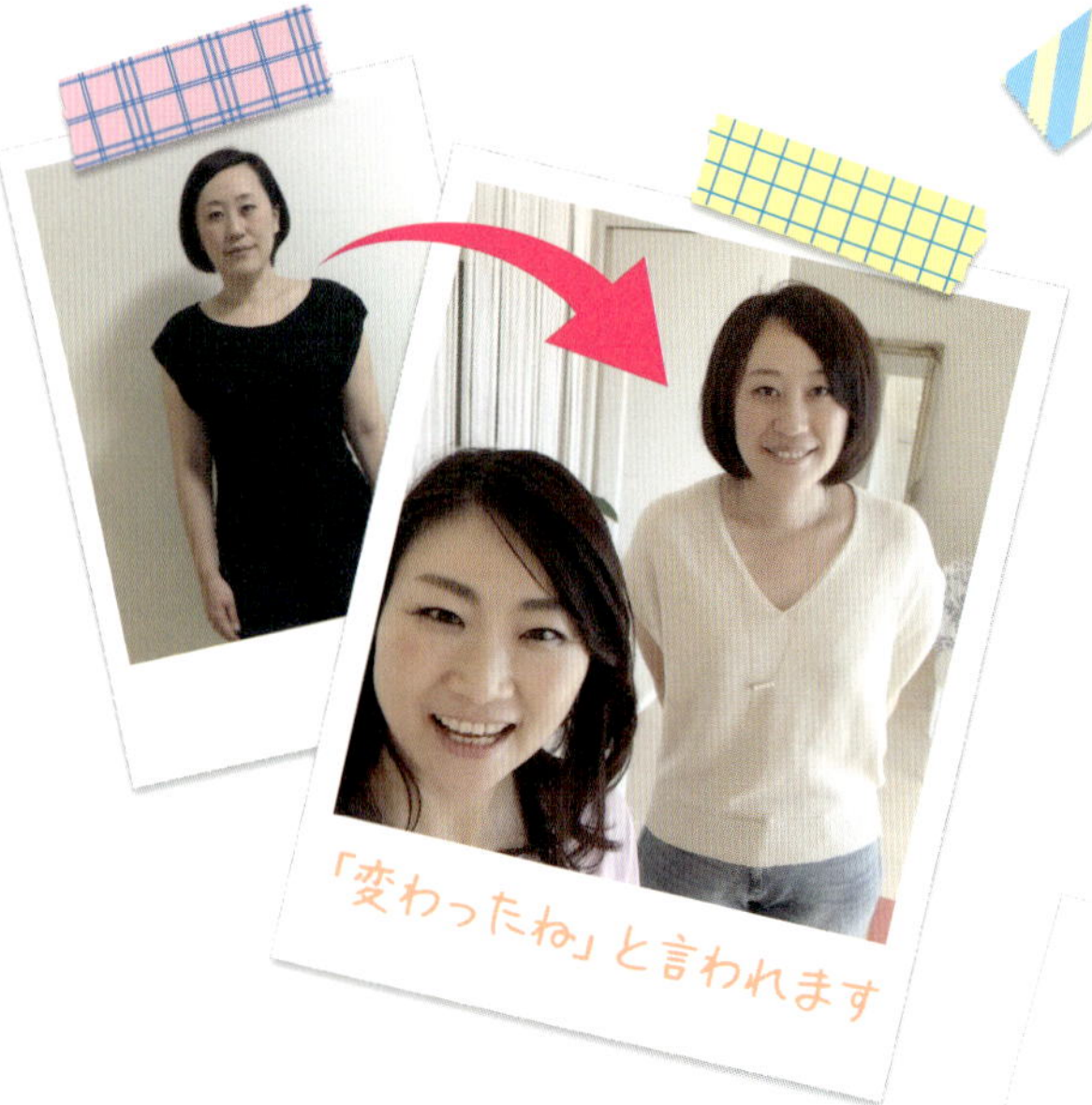
「変わったね」と言われます

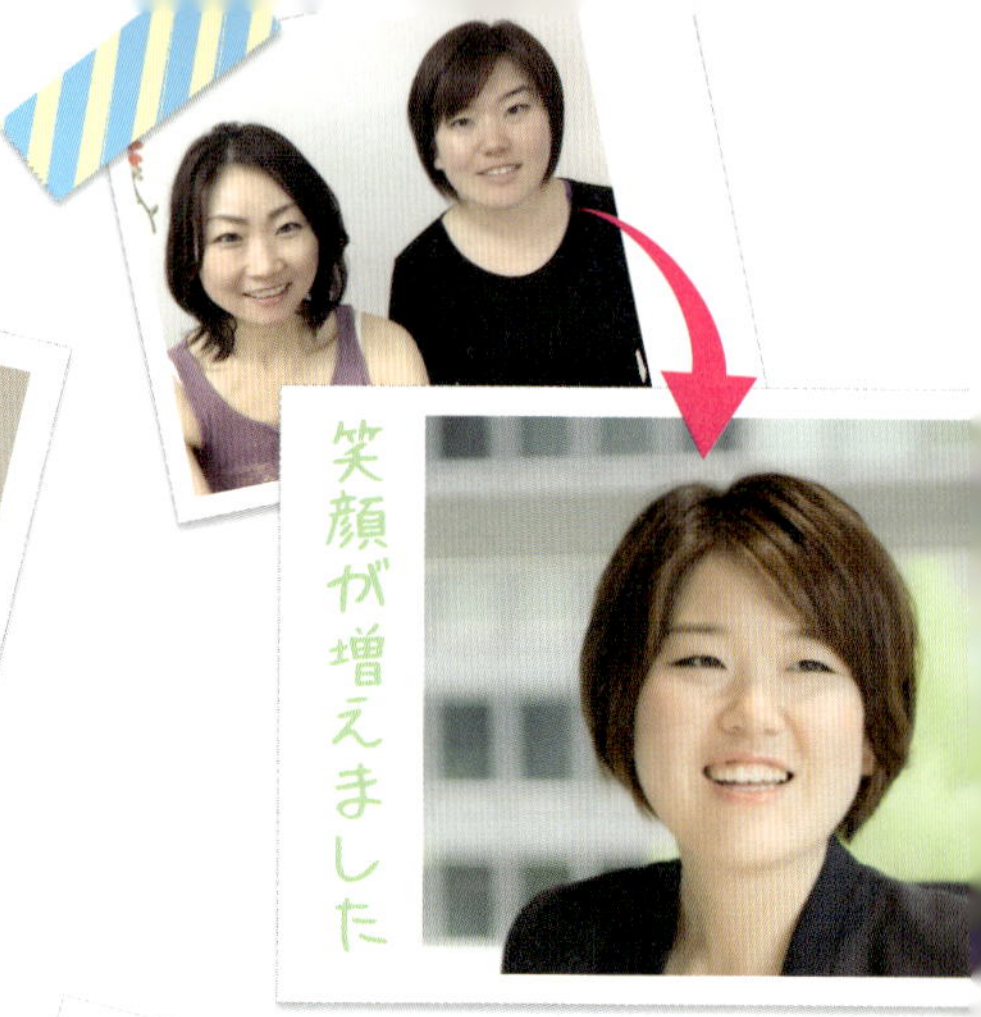
笑顔が増えました

毎日が笑顔になる

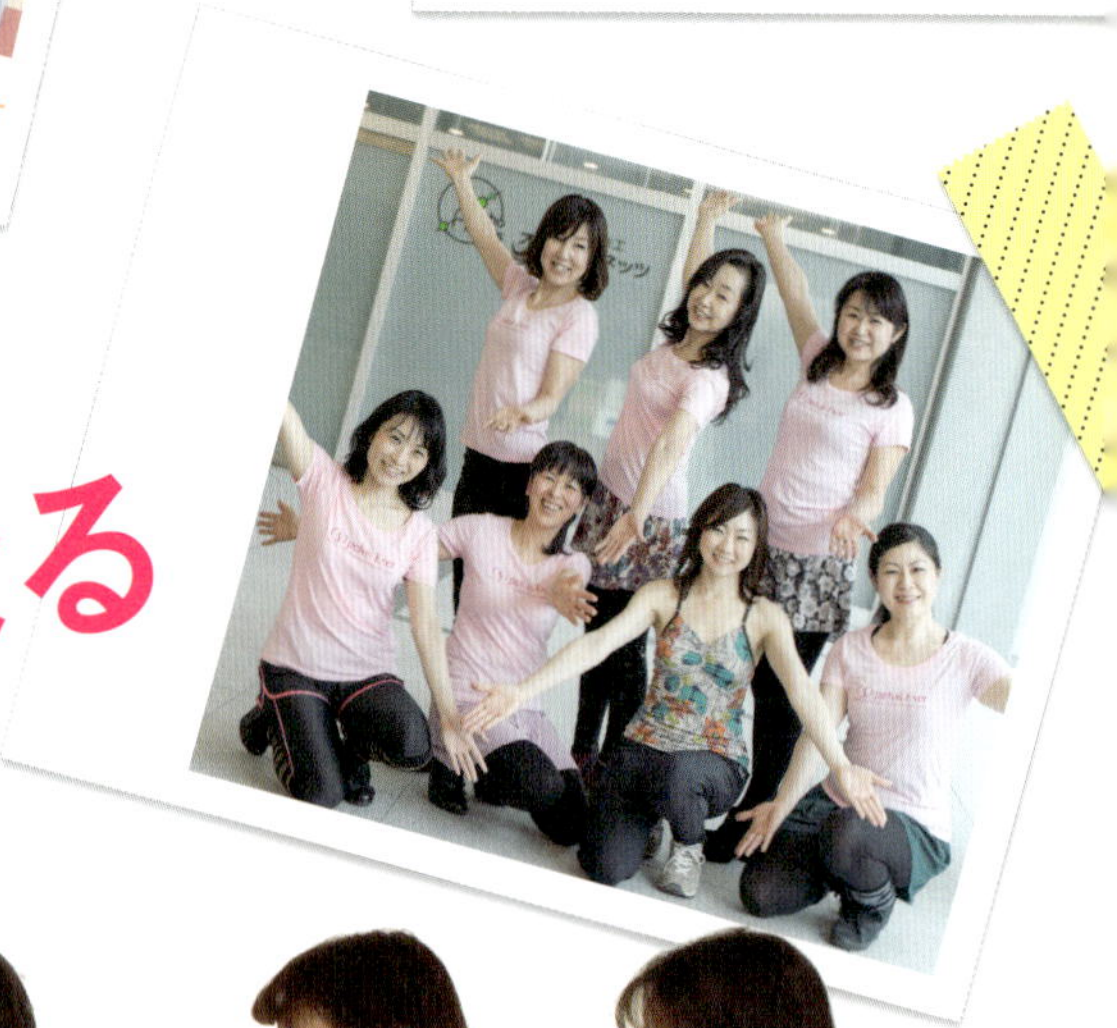

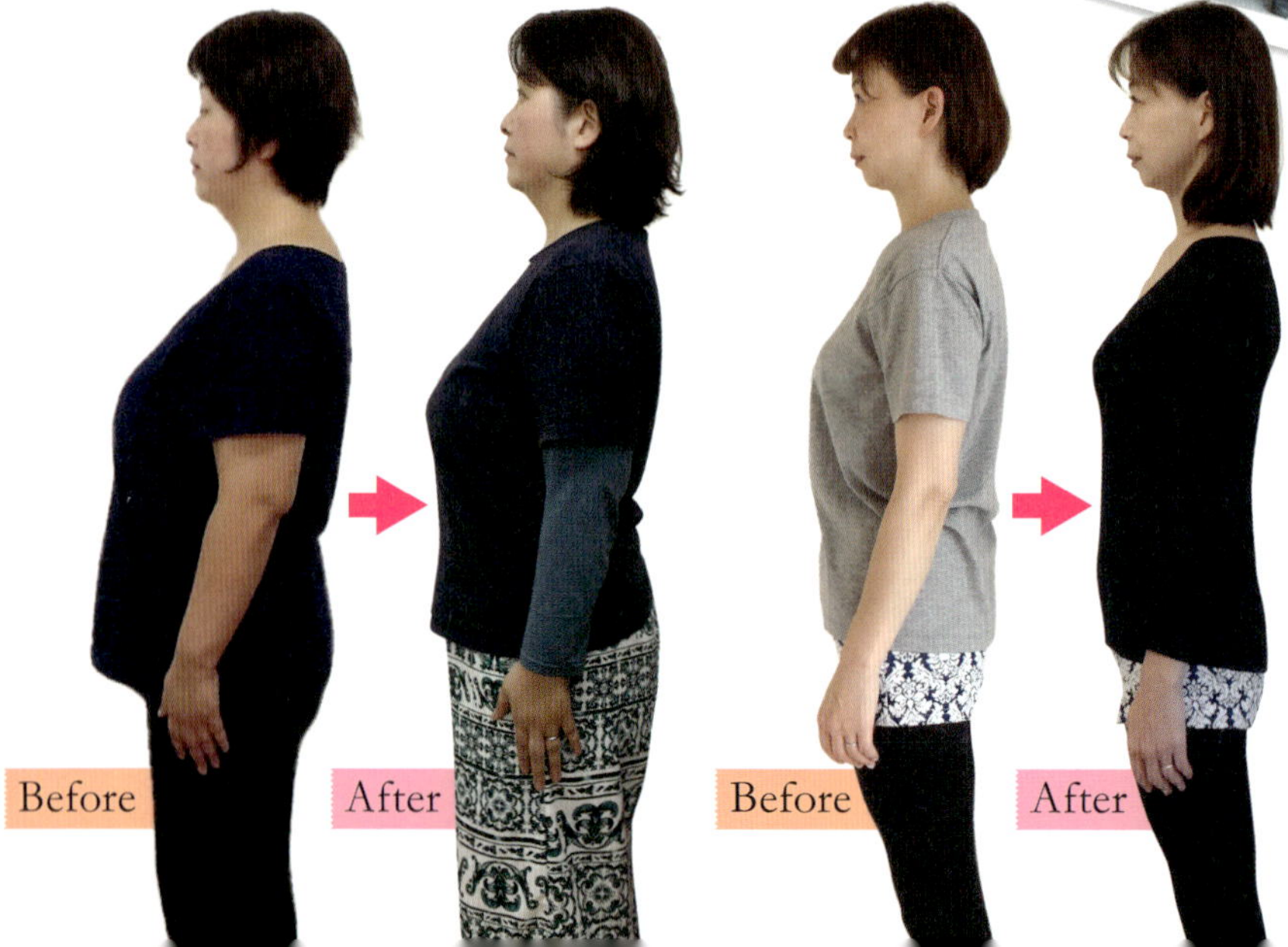
Before
After
Before
After

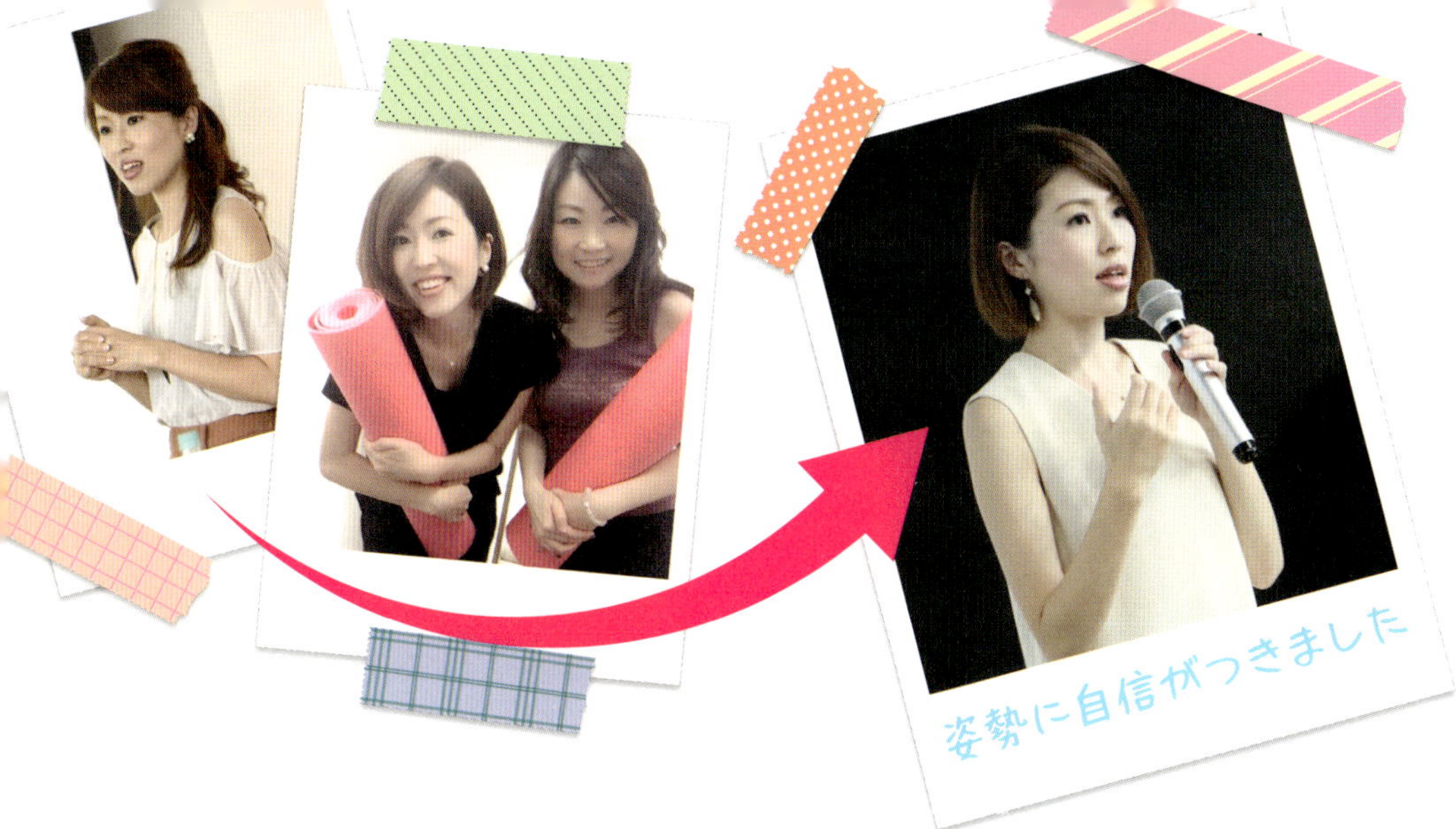
姿勢に自信がつきました

レッスン前は疲労や不調を抱えていても、ピルビスエクサを終えたあとは、心身ともに「スッキリした」「ラクになった」という声をよくいただきます。そこで、レッスンの終わりには「お疲れ様でした」ではなく、「スッキリ様でした」と挨拶しています。ピルビスエクサは、心身の不調や体型のお悩みが自分で解決できるメソッド。日々の心配ごとや不安はなくなり、心にゆとりが生まれるので、自然と笑顔になれるのです。

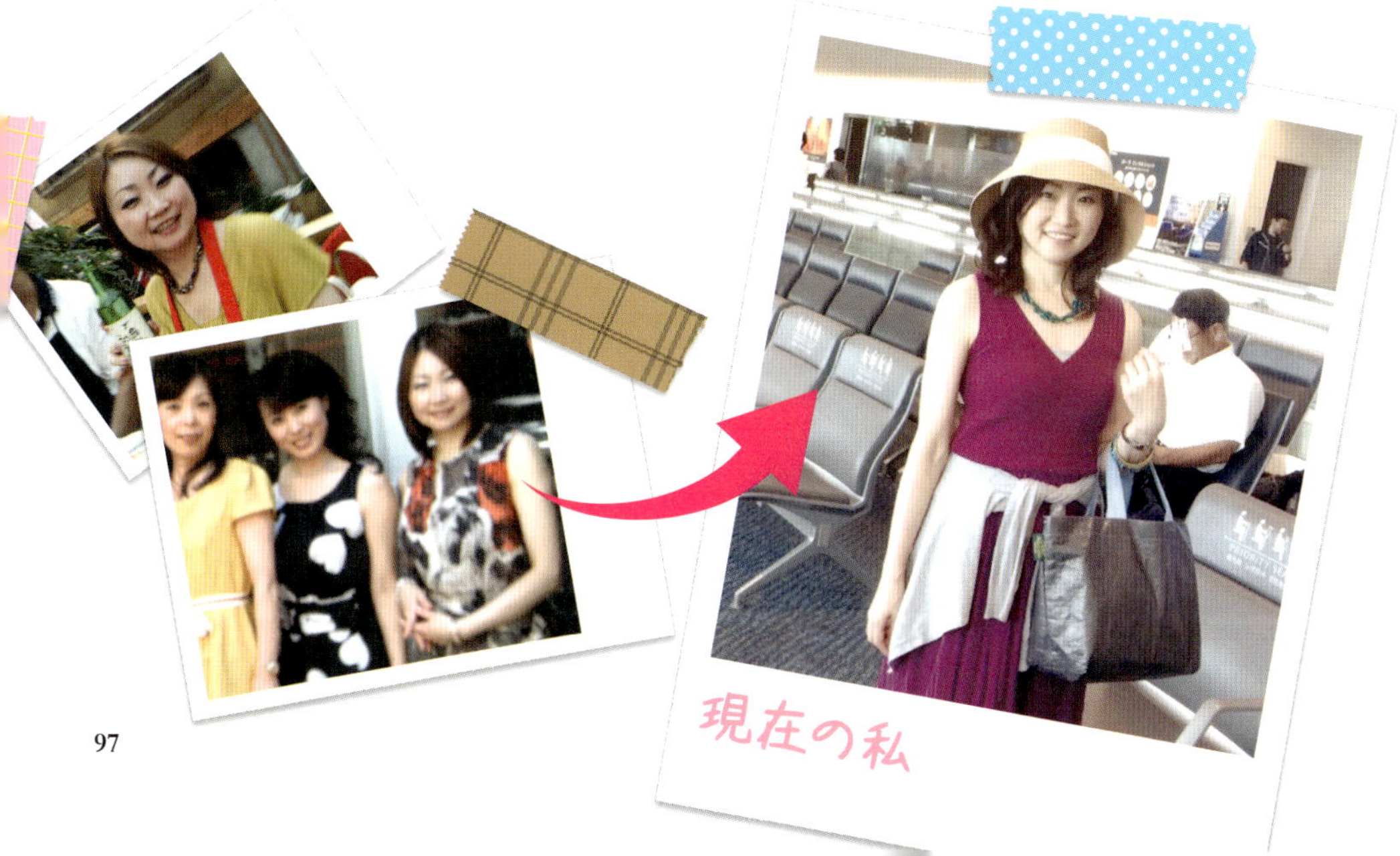
現在の私

おわりに

一般的に女性は、35歳頃から女性ホルモンが減り、男性ホルモンが増えて、ホルモンのバランスが乱れ、ガッシリした上半身や、四角いお尻の〝おばちゃん体型〟になりやすくなります。ホルモンバランスの乱れによって、最初はやせられなくなってきて、だんだんと体の不調が増えていくのです。私自身も30代は激太りや体の不調に悩まされ、病院通いや鎮痛薬が欠かせず、とても苦しみました。

自分自身の経験や、会社員時代にエステの会員誌の取材で色々な働く女性と出会う中で、「女性は健康でなければきれいになれない」と気づきました。「女性をきれいに、健康にできるものは何かないかな」「悩んでいる人の役に立ちたい」と思うようになり、さまざまなレッスンやセミナーに通って探した結果、もっとも効果的だった手法が骨盤体操と呼吸法だったのです。骨盤体操に出会ってから、一念発起して会社を辞め、独立。自律神経やホルモン、免疫、骨盤などの体の仕組みを学び、骨盤体操と呼吸法のいいところを組み合わせて、ピルビスエクサを完成させました。

ピルビスエクサを始めて1年で、Lサイズの洋服しか着られなかった私がSSサイズでも着られるようになりました。やせたのもとてもよかったのですが、何よりうれしかったのは健康になれたことです。それまでは太ったことに加え、いつも体調が悪くて、気分も晴れない状態が〝普通〟でした。今は心も体もスッキリとしていて、気分がいいのです。

今の体型や体調不良も「もう歳だから」「生まれつきの体質だから」「女性だから」とあきらめる必要は一切ありません。40代以上の「何をやってもやせられない」「体質が変わった」と感じている方には、むしろおすすめです。皆さんにも、ピルビスエクサで「心と体が変わるだけで、こんなにも違うんだ！」という体感をぜひ味わっていただきたいです。

そして、これからも皆さんの健康で美しく、ストレスのない、笑顔溢れる人生のお手伝いができたら、と願っています。

最後に、今回このようなご縁をつくっていただいたゲーテ編集長二本柳陵介さん、気持ちをひとつに作りあげてくださった編集の木原いづみさん、ライターの土橋彩梨紗さん、ご縁を繋いでくださった笹木郁乃さん、応援してくれたお客様、マスタリーの皆さんや家族に感謝の気持ちでいっぱいです。

本当にありがとうございました。

――暖かな日差しが入るサロンにて　佐藤志津香

佐藤志津香 Shizuka Sato

1971年愛知県生まれ。一般社団法人 日本骨盤ヘルスケア協会 代表理事。離婚を経験したのち、大手エステティック会社にて会員向け美容雑誌編集長を務めていた30代後半、さまざまな女性を取材する中で「心と体が元気でないと本当に美しくはなれない」と気づく。自身も慢性的な体調の悪さ、だるさに悩みながらハードワークに流されストレスから飲酒する日々を続ける。そんな中、取材で骨盤ダイエットに出会い、一度の体験で起きた心と体の劇的な変化に感動。インストラクターとして資格を取得し会社を退職。その後もフィジカルモーションセラピスト、食アドバイザー上級などの資格を得つつ、大学非常勤講師としても研究を重ね、独自のメソッド、ピルビスエクサ®を確立。名古屋、東京のサロンでこれまでのべ1万人を指導、インストラクターも育成し、健康で美しい体づくりを通して「毎日が笑顔になるお手伝い」を続けている。

▶「ピルビスエクサ®」公式サイト http://pelvissalon-s.com

深い呼吸で骨盤矯正
やせて、毎日が笑顔になる
ピルビスエクサ

2018年3月15日 第1刷発行

STAFF

ブックデザイン 鈴木大輔・仲條世菜（ソウルデザイン）
カメラマン 金田邦男
イラスト miya
編集協力 土橋彩梨紗
モデル 水瀬彩乃（SATORU JAPAN）
ヘアメイク 木村三喜
編集 木原いづみ（幻冬舎）

著者 佐藤志津香

発行者 見城 徹
発行所 株式会社 幻冬舎
〒151-0051 東京都渋谷区千駄ヶ谷4-9-7
電話 03（5411）6211（編集）
03（5411）6222（営業）
振替 00120-8-767643

印刷・製本所 株式会社 光邦

検印廃止

ISBN978-4-344-03272-9 C0095

幻冬舎ホームページアドレス http://www.gentosha.co.jp/
この本に関するご意見・ご感想をメールでお寄せいただく場合は、comment@gentosha.co.jpまで。